知って防ぐ！耐性菌 ②
MDRA・VRE・PRSP・CRE

浜松医療センター 副院長 兼 感染症内科長 兼 衛生管理室長
矢野邦夫 著

ヴァン メディカル

はじめに

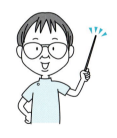

　耐性菌の話となると，KPCやNDM，排出ポンプ，ポーリンなど難しい用語が数多く用いられ，最後まで理解しようとしても途中で投げ出したくなります。とにかく，耐性菌の話というのは「とっつきにくい話」になってしまうのです。それにもかかわらず，ヒトの生命を脅かす重大な脅威となっているので，医療者のみならず，患者も十分な知識を持つ必要があります。耐性菌を理解せずに耐性菌対策ができるわけがありません。

　耐性菌の理解を深めるためには「耐性菌についてわかりやすく解説している書籍」が必要であると思います。そのためには，耐性菌のイメージを的確に伝え，そのイメージのなかで，各論に入ることが最も有効と考えました。このようなイメージを形成するために耐性菌をこと細かく解説してもうまくいきません。文字での描写には限度があるからです。そのため，本書では「例え話」を多用してみました。

　例え話は物事の理解を促進させる良い手段です。それは，聞き手がこれまで経験したことのある事象を利用するので，例え話の入り口に話をインプットすれば，内容が瞬時に理解されて，出口からアウトプットされてきます。本書ではMDRA（多剤耐性アシネトバクター）を「いじめっ子」，VRE（バンコマイシン耐性腸球菌）を

「アルマジロ」，PRSP（ペニシリン耐性肺炎球菌）を「カバ（河馬）」，CRE（カルバペネム耐性腸内細菌科細菌）を「宇宙船」に例えてみました。どうしてそのような例えになったのかは本文を読んでいただければわかると思いますが，少なくとも，これらの耐性菌への理解は容易になると思います。

　本書によって多剤耐性菌の理解が深まると同時に，本書が読者の座右の書になることを希望するものです。また，このような企画を提示していただいた（株）ヴァンメディカルの伊藤一樹氏に心から感謝の意を表します。

平成27年1月吉日

矢野邦夫

Contents

はじめに……………（3）
耐性菌の現在の動向…9

ターゲット① MDRA

I. MDRAを**知る**

1. MDRAとは……………14
2. MDRAの疫学…………19
3. MDRAの検出方法……22
4. リスクファクター………25
5. MDRA感染症…………28

II. MDRAを**防ぐ**

（1）MDRAの感染対策
1. 感染経路の遮断方法………………33
2. 標準予防策＋接触予防策…………35
3. アウトブレイクを抑制する………39
4. 看護ケアのポイント………………43

（2）MDRAによる被害を最小限に抑える
1. MDRAと抗菌薬……………………46
2. MDRA感染症の治療………………49
◉ MDRA感染対策 今後の展望………52

I. VREを知る

1. VREとは……………………56
2. VREの疫学……………………59
3. VREの検出方法………61
4. リスクファクター………63
5. VRE感染症……………67

ターゲット② ＶＲＥ

II. VREを防ぐ

(1) VREの感染対策
  1. 感染経路の遮断方法……………70
  2. 標準予防策＋接触予防策…………73
  3. アウトブレイクを抑制する………76
  4. 看護ケアのポイント………………80
(2) VREによる被害を最小限に抑える
  1. VREと抗菌薬………………84
  2. VRE感染症の治療……………87
◉ VRE感染対策 今後の展望…………89

ターゲット③ PRSP

I. PRSPを知る

1. PRSPとは……………92
2. PRSPの疫学…………96
3. PRSPの検出方法……100
4. リスクファクター………103
5. PRSP感染症…………107

II. PRSPを防ぐ

(1) PRSPの感染対策
1. 感染経路の遮断方法……………111
2. 標準予防策（＋飛沫予防策）………114
3. アウトブレイクを抑制する………116
4. 看護ケアのポイント………………119

(2) PRSPによる被害を最小限に抑える
1. PRSPと抗菌薬……………………121
2. PRSP感染症の治療………………123

◉ PRSP感染対策 今後の展望……125

I. CREを知る

1. CREとは……………130
2. CREの疫学…………134
3. CREの検出方法……136
4. リスクファクター……140
5. CRE感染症…………142

ターゲット④ CRE

II. CREを防ぐ

(1) CREの感染対策
　1. 感染経路の遮断方法………………145
　2. 標準予防策＋接触予防策…………148
　3. アウトブレイクを抑制する…………150
　4. 看護ケアのポイント………………154

(2) CREによる被害を最小限に抑える
　1. CREと抗菌薬………………………158
　2. CRE感染症の治療…………………160
◎ CRE感染対策　今後の展望…………162

おわりに……164
参考文献……166
索引……168

耐性菌の現在の動向

　細菌は環境に適応して生き抜いていくために，耐性という鎧を身に着けてきました。彼らは耐性化したからといって，そこで安寧と暮らしているのではなく，常に変化しています。実際，世界各地で新しい耐性菌が次々と誕生し，それが日本にも流入しつつあります。そして，**ペニシリン耐性肺炎球菌（PRSP）**のような耐性菌による感染症を防ぐために実施されるワクチンに対しても，彼らは生き残りをかけて，変化し続けています。

　2013年3月，**米国疾病管理予防センター（CDC）**は**カルバペネム耐性腸内細菌科細菌（CRE）**に対して，早急な対応が必要であると警鐘を鳴らしました。米国でKPC型カルバペネマーゼを産生する腸内細菌科細菌による感染症が増加してきたためです。**カルバペネマーゼ**は最後の切り札的抗菌薬であるイミペネムやメロペネムなどのカルバペネム系を不活化する酵素であり，これを産生する腸内細菌科細菌は大きな脅威となるのです。

　米国ではKPC型カルバペネマーゼを産生しているCREが問題となっていますが，欧州では**OXA48型**，インドやパキスタン地域では**NDM型**が勢力を拡大しています。これらのCREは人々の移動とともに，世界に拡散していき，同じ地域で複数の型のカルバペネマーゼが検出されるようになってきました。おそらく，将来的には混在して型別の地域性はなくなっていくことでしょう。

カルバペネマーゼがカルバペム系を必ず不活化するならば，薬剤感受性検査でCREを容易に見つけ出すことができます。しかし，OXA48型やNDM型は耐性を示さないことがあり，薬剤感受性検査での検出が困難なことがあります。そのため，知らない間に施設内でCREが蔓延しているという状態が発生しうるのです。幸い，日本ではCREの報告数は少ないのですが，これからはKPC型，OXA48型，NDM型といった外国産のカルバペネマーゼが日本に入り込んでくるかもしれません。ブルーギルやブラックバスといった外来魚が琵琶湖などの湖に侵入してきたように…

　多剤耐性アシネトバクター（MDRA）もまた問題となっています。MDRAは抵抗力が低下した人で発症する日和見病原体であるけれども環境表面に長期間生息できることから，院内感染しやすいという特性を持っています。そのため，MDRAもまた知らない間に施設にて蔓延していることは十分にありうることであり，実際にそのような事例が報告されています。ここで興味深いことは，アウトブレイクを引き起こしているMDRAはそこで誕生したものではなく，特定の耐性株が世界中を巡っているということです。すなわち，アウトブレイクを引き起こしているMDRAもまた輸入物なのです。

　バンコマイシン耐性腸球菌（VRE）は重要な多剤耐性菌です。幸いなことに，この病原体について日本は鎖国状態となっています。欧米やアジア諸国と比較して，日本では検出率が極めて低い状況といえます。しかし，最近はVREの報告数が増加してきており，鎖国時代が終わりを告げる日が来ているのかもしれません。

このような耐性菌を発生させないために，抗菌薬を適正に使用することが求められています。もっとも有効なことは抗菌薬を使用しないことです。抗菌薬が使用されなければ耐性菌が選択されることはないからです。そのためには感染症の予防が大変重要です。感染予防には標準予防策などの感染対策のみならず，ワクチン接種も大変有効です。

　現在，肺炎球菌感染症を予防するために，肺炎球菌ワクチンを接種することが推奨されています。肺炎球菌結合型ワクチンが小児に接種されるようになってから，小児には直接的および間接的に，成人には間接的に侵襲性肺炎球菌感染症の予防効果がみられています。おそらく，保菌または発症している小児に濃厚接触する高齢者が間接的に守られるからであろうと推定されています。

　このような接種によって，当然のことながら，ワクチンに含まれている血清型（ワクチンタイプ）は減少します。しかし，ワクチン

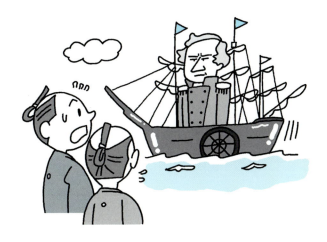

に含まれていない血清型（非ワクチンタイプ）による感染症が増えてしまいます。そのため，7価から13価というようにワクチンタイプの数を増やすことで対応することになりました。しかし，13価のワクチンに含まれていない血清型の肺炎球菌による感染症の問題が新たに発生するのです。いわゆる，モグラたたきの様相です。

　このような耐性菌との戦いのなかで，人類が勝ち抜くためには耐性菌の流行状況を的確に把握することが大切です。どの程度，どの様に流行しているのかを把握しなければ有効な対策を立てることができません。そのために感染症法が改訂されています。すでに，「バンコマイシン耐性腸球菌感染症」は5類全数報告疾患となっていますが，平成26年9月19日より「薬剤耐性アシネトバクター感染症」が5類定点報告疾患から5類全数報告疾患に変更されました。また，「カルバペネム耐性腸内細菌科細菌感染症」が新たに5類全数報告疾患に追加指定されました。侵襲性肺炎球菌感染症については平成25年4月1日から5類全数報告疾患として届出対象となっています。

　細菌との戦いは抗菌薬の適正使用やワクチン接種という臨床現場での対応のみならず，行政も巻き込んだ，いわゆる，総力戦でなければなりません。「耐性菌を出現させない」「耐性菌が発生しても早期に検出して周辺に拡散させない」といった感染対応を実施しながら，今後も耐性菌と戦い続けていくことになるのです。

ターゲット①
MDRA

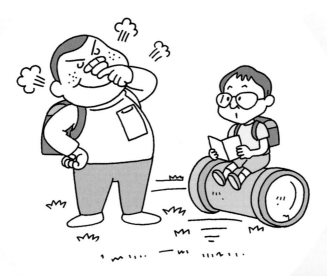

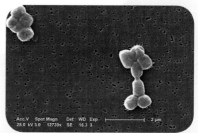

アシネトバクター・バウマニ（CDC ホームページより, ID # ：9330　http://phil.cdc.gov/phil/details.asp)

ターゲット①「MDRA」

1. MDRA を知る

1. MDRA とは

　多剤耐性アシネトバクター（MDRA：**multiple drug resistant *Acinetobacter***）のお話をする前に，アシネトバクター属について解説しなければなりません。アシネトバクター属を簡単に表現すると「人工呼吸器マニアの弱い者いじめ。ただ，東南アジアとオーストラリア北部には強者あり」となるのでしょうか？　そして，その弱い者いじめの中には世界を駆け巡っている特定のいじめっ子がいるのです。しかも耐性という鎧をつけて…

　アシネトバクター属には30以上の仲間（菌種）がいます。名前をバウマニ君，カルコアセチカス君，ルオフィイ君などと言いますが，特に目立った存在がバウマニ君です（アシネトバクター属の90%を占めている）。苗字が「アシネトバクター」で名前が「バウマニ」ですから，フルネームで「**アシネトバクター・バウマニ**」といいます。小学校のときにどのクラスにもいじめっ子がいたのですが，特に名が知られたいじめっ子がいました。そのような存在が「アシネ

| ターゲット① | ターゲット② | ターゲット③ | ターゲット④ |
| MDRA | VRE | PRSP | CRE |

トバクター・バウマニ」君です。

「アシネトバクター・バウマニ」君の特徴を下記に挙げてみます。

① いろいろなところに出没する（最も頻回に分離される）
② 隠し鎧を着ている（抗菌薬に耐性になれる）
③ しぶとい（厳しい環境要因に耐えることができる）
④ 3Dプリンターが得意で，アッという間に自分の複製をアチラこちらにばら撒く（すばやく蔓延する）
⑤ 一気に同時に数多くのいじめをする（病院でアウトブレイクを引き起こす）

バウマニ君はカルコアセチカス君らと見分けがつかないようにしているので，「カルコアセチカスとバウマニ達の集団（アシネトバクター・カルコアセチカス-バウマニ複合体）」というようにひとまとめに表現せざるをえない状況となっています。しかし，それに惑わされてはいけません。その実態はバウマニ君ですから…

したがって，アシネトバクター属（MDRAを含む）についてのお話は，バウマニ君についての話だと思ってください。ここでバウマニ君がどのような鎧（抗菌薬の耐性機序）をつけているのかを解説したいと思います。それにはいくつかありますが，外部から自分にとって都合の悪いものがやってきたときに「それを途中で迎撃す

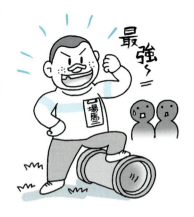

る（βラクタマーゼ）」「それが衣類の中に入り込まないようにする（外膜透過孔の変化）」「それが衣類の中に入ってもすぐに汲み出してしまう（排出ポンプ）」などがあります。ここではそれらの耐性機序について解説したいと思います。MDRA の耐性機序は多剤耐性緑膿菌（MDRP）に似ています。

● βラクタマーゼ

まず，迎撃ミサイルであるβラクタマーゼについてのお話です。実はバウマニ君は生まれつき AmpC 型 βラクタマーゼ（AmpC と略します）の遺伝子を持っています。AmpC とは

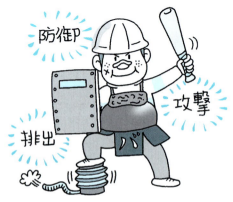

カルバペネム系には感受性を示しますが，第三世代セファロスポリン系には耐性となる βラクタマーゼです。普段は，AmpC は低レベルにしか産生されていないのでバウマニ君は耐性とはなっていません。しかし，AmpC 遺伝子の上流にプロモーター（DNA から RNA を合成する転写の開始に関与する遺伝子の上流領域のこと）が挿入されてしまうと AmpC が増加することとなり，第三世代セファロスポリン系に耐性（カルバペネム系には感受性あり）となります。さらに，別の βラクタマーゼの遺伝子を外部から新しく獲得して耐性のレベルを上げてしまうこともあります。こういった βラクタ

| ターゲット① MDRA | ターゲット② VRE | ターゲット③ PRSP | ターゲット④ CRE |

マーゼが最も困っている耐性機序なのです。本当に何とかしてほしいものです…

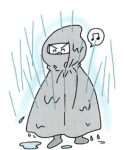

●外膜透過孔（ポーリン）

　山や川などを散策しているときに突然，大雨が降るとずぶ濡れになってしまいます。これが冬ですと，体が冷え切ってしまいます。そのようなことを避けるためにはレインコートを利用するとよいでしょう。レインコートは普段着とは異なり，雨粒が通り抜けられないようになっています。これと似たことをバウマニ君はしています。バウマニ君はレインコートを常備しています。雨が降ってきたら，サッと着て濡れないようにしてしまうのです。細胞壁にはポーリンという外膜透過孔があるのですが，この孔を減少させるか変異することによって，βラクタム系が細胞壁内に入り込まないようにするのです。そのようにして抗菌薬耐性を獲得するのです。

●排出ポンプ

　ホテルや百貨店などを歩いていると，ときどき，火災時に内部に立ち込めた煙を外部に排煙するシステムをみかけることがあります。このような安全装備をみると安心できます。バウマニ君はこのような排出ポンプを持っています。そして，衣類の中に不都合なもの（抗菌薬）が入ってくる

と，ポンプの回転数を一気に増やして汲み出してしまうのです。これによってキノロン系，テトラサイクリン系，クロラムフェニコール，βラクタム系を排出するのです。

●その他

　その他にもバウマニ君はいろいろな技（わざ）を持っています。キノロン系の標的部位を変異させることによってキノロン耐性となります。例え話で解説しましょう。抗菌薬を鍵とします。抗菌薬は細菌が持っている鍵穴に差し込まれることによって作用できるのですが，この鍵穴を変形させてしまうのです。そうすると，抗菌薬は鍵穴にフィットしないので抗菌作用を示せなくなるのです。

　アミノグリコシド修飾不活化酵素を発現することによって，アミノグリコシド系の抗菌活性を不活化して耐性となります。これは鍵の方を変形させてしまうことによって，鍵と鍵穴がフィットしないようにする技です。

　いかがでしょうか？　バウマニ君が持っている鎧には様々なものがあることがおわかりになったでしょうか？　弱い者いじめ（脆弱な患者で発症する日和見病原体）のくせに，自分自身はいじめられないようにするというけしからん奴がバウマニ君です。

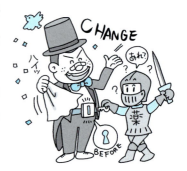

| ターゲット① MDRA | ターゲット② VRE | ターゲット③ PRSP | ターゲット④ CRE |

I. MDRA を知る

2. MDRA の疫学

　まず，アシネトバクター属の疫学についてお話しましょう。アシネトバクター属といっても90％がアシネトバクター・バウマニですから，やはり，バウマニ君の話になってしまいます。「バウマニ君」などと「君付け」するのも腹立たしいので，これからは「バウマニ」と呼び捨てにしてしまいましょう。

　バウマニは自然界のどこにでも住んでおり，水や土壌にも生息しています。湿潤環境が好きなようですが，食べ物や節足動物からも見つかることがあります。ヒトでは皮膚，創部，呼吸器，消化管に住み着いていることがあります。バウマニは緑膿菌と異なり，自然の乾燥した環境で1～5ヵ月間生存できます。これが病院で院内感染を引き起こす理由の一つなのです。病院にて環境表面や医療器具などに長期間付着していて，そこから患者に伝播するのです。

　1970年代以降，バウマニによる感染症が増加し，院内感染を引き起こす一般的な細菌となってしまいました。これは耐性の早期獲得や生存能力が関連していると考えられています。1980年以降は，耐性となったバウマニが院内感染の一般的な原因として増加しました。

興味深いことに，バウマニの院内感染は夏季に多くみられます。夏に多い理由としては，湿気を含んだ空気（バウマニに有利）および環境汚染（空調機での濃縮など）が挙げられています。2000年頃からはヨーロッパで特定の多剤耐性株が流行するようになり，これが世界中に広がってアウトブレイクを引き起こしています。

　バウマニの院内感染は集中治療室（ICU：intensive care unit）の患者でみられることが多いのですが，アジアおよびオーストラリア北部（熱帯地域）では市中感染が報告されています。特に，雨季に市中感染肺炎が多く，オーストラリア北部では，バウマニが重症市中感染肺炎の症例の10％を占めています。そして，高い死亡率を示しています。危険因子には喫煙，慢性閉塞性肺疾患，糖尿病，アルコール中毒，癌が挙げられています。市中感染の菌血症もまた報告されています。しかし，このような市中感染は他の地域では稀であり，どうして特定の地域でバウマニによる市中感染が多くみられるかの理由はわかっていません。

　バウマニは戦争や自然災害においても感染症を引き起こしています。実際，戦時の感染症が朝鮮戦争，ベトナム戦争，イラクおよびアフガニスタン戦争で報告されています。2002年1月～2004年8月の間に，バウマニによる菌血症がアフガニスタンとイラクで外傷を受けた軍人85人でみられました。しかも，検出されたバウマニの35％がイミペネムのみに感受性があり，5％はすべての標準的抗菌薬に耐性でした。

　自然災害のあとにもバウマニによる感染症が増加しています。

2004年の東南アジアの津波によって軟部組織外傷と骨折で重篤になった17人の患者では，バウマニが創部の20%から検出され，血液および呼吸器分泌物からもみつかりました。そして，それらはMDRAだったのです。1999年のトルコ地震のあとには，バウマニがトルコのICUでの最も頻度の高い院内感染病原体となりました。その地域のICUでは過去にバウマニが分離されたことはほとんどありませんでした。

　このように，バウマニは自然界のどこにでも生息しており，病院においては，特にICUで院内感染を引き起こしています。また，自然災害や戦争地域での感染症，地域によっては市中感染肺炎を引き起こしています。それでは，バウマニが検出される環境では必ずMDRAも問題になっているのかというと，そうではありません。日本においては，バウマニにおけるMDRAの割合は極めて低く，国内で検出されたMDRAの多くが海外（米国，欧州，アラブ首長国連邦，韓国など）から入り込んできたものです。したがって，日常的にMDRAに遭遇するということはありません。ただ，MDRAはバウマニが耐性化したものであることから，バウマニが生息している環境にはMDRAも生息できるということを忘れてはいけません。実際，MDRAが海外から持ち込まれ，救命救急センターでアウトブレイクが発生した事例では人工呼吸器関連器材（使用済みバイトブロック）および患者周辺環境からMDRAが検出されています。それゆえ，MDRAに対する対応としては，バウマニの生息環境に対する対応を強化することが大切です。

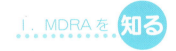

3. MDRAの検出方法

　バウマニは多様な耐性メカニズムを蓄積する能力を持っています。すなわち，鎧を重ね着することができるのです。その結果，バウマニに有効なはずの抗菌薬であるイミペネム，アミカシン，シプロフロキサシンのどれにも耐性になってしまうことがあります。これを「多剤耐性アシネトバクター（MDRA）」と言います。

　平成26年9月19日より「薬剤耐性アシネトバクター感染症」が5類定点報告疾患から5類全数報告疾患に変更され，全例が届出対象となっています。届出のために必要な検査所見は下記となります。

- ●通常，無菌の検体（血液，腹水，胸水，髄液など）の場合

以下の3つの条件を全て満たす

- ・イミペネム：MIC値≧16μg/mL，または，感受性ディスク（KB）の阻止円の直径≦13mm
- ・アミカシン：MIC値≧32μg/mL，または，感受性ディスク（KB）の阻止円の直径≦14mm
- ・シプロフロキサシン：MIC値≧4μg/mL，または，感受性ディスク（KB）の阻止円の直径≦15mm

| ターゲット① MDRA | ターゲット② VRE | ターゲット③ PRSP | ターゲット④ CRE |

- 通常，無菌ではない検体（喀痰，膿，尿など）の場合
上記に加えて，分離菌が感染症の原因菌と判定されること

　イミペネム以外のカルバペネム系，シプロフロキサシン以外のフルオロキノロン系に対して耐性を示した場合もMDRAと判断してもよいことになっているので，「カルバペネム系＋アミカシン＋フルオロキノロン系」に耐性であればMDRAということになります。

　ここで忘れてはならないことは，感染症法では発症者を届けるのであって，保菌者を届ける必要はないことです。すなわち，「MDRAが検出された≠届出する」ということです。「通常，無菌の検体

コラム

欧米のMDRAの定義

　2011年，欧州CDCと米国CDCは院内感染をしばしば引き起こし，しかも多剤耐性菌になりやすい病原体〔黄色ブドウ球菌，腸球菌属，腸内細菌科細菌（サルモネラ属とシゲラ属を除く），緑膿菌，アシネトバクター属〕の薬剤耐性の定義を提示しました。アシネトバクター属（実際にはバウマニ）では下記の定義が用いられています。

- **MDR**（多剤耐性：MultiDrug Resistant）：**表1**の抗菌薬カテゴリーの中の3つ以上のカテゴリーにおいて，少なくとも1つの薬剤に感受性のない分離菌
- **XDR**（超多剤耐性：eXtensively Drug Resistant）：**表1**の抗菌薬カテゴリーの中のすべてのカテゴリー（2つ以下のカテゴリーを除く）において，少なくとも1つの薬剤に感受性のない分離菌（すなわち，1〜2のカテゴリーのみに感受性を残している分離菌）
- **PDR**（汎薬剤耐性：PanDrug Resistant）：すべての抗菌薬カテゴリーにおいて，すべての薬剤に感受性のない分離菌

表1. アシネトバクター属における MDR, XDR, PDR の定義のために用いられる抗菌薬カテゴリーと抗菌薬

抗菌薬カテゴリー	抗菌薬
アミノグリコシド系	ゲンタマイシン,トブラマイシン,アミカシン,ネチルマイシン
抗緑膿菌カルバペネム系	イミペネム,メロペネム,ドリペネム
抗緑膿菌フルオロキノロン系	シプロフロキサシン,レボフロキサシン
抗緑膿菌ペニシリン系/βラクタマーゼ阻害剤	ピペラシリン・タゾバクタム,チカルシリン・クラブラン酸
広域セファロスポリン系	セフォタキシム,セフトリアキソン,セフタジジム,セフェピム
葉酸合成拮抗薬	ST合剤
ペニシリン系/βラクタマーゼ阻害剤	アンピシリン・スルバクタム
ポリミキシン系	コリスチン,ポリミキシンB
テトラサイクリン系	テトラサイクリン,ドキシサイクリン,ミノサイクリン

(Magiorakos AP et al : Multidrug-resistant, extensively drug-resistant and pan-drug-resistant bacteria : an international expert proposal for interim standard definitions for acquired resistance. Clin Microbiol Infect 18 : 268, 2012のTable 5より引用改変)

(血液,腹水,胸水,髄液など)」にて MDRA が検出された場合には MDRA が感染症の原因菌であると判断できます。しかし,「通常,無菌ではない検体(喀痰,膿,尿など)」で検出された場合には単なる保菌の可能性があるため,「分離菌が感染症の原因菌と判断されること」という条件が設定されているのです。

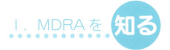

4. リスクファクター

　MDRA のリスクファクターを,「保菌のリスクファクター」と「発症のリスクファクター」に分けて考えてみましょう。

保菌のリスクファクター

　当然のことながら,保菌というのは病原体が培養などで検出されるけれども何ら感染症を呈していない状況のことをいいます。例えば,MDRA が喀痰培養によって検出されても肺炎が発症したと判断できない状況のことです。この場合,気道での保菌であることがほとんどです。その他,皮膚,創部,呼吸器,消化管で保菌されることがあります。

　MDRA は医療従事者の手指や医療器具を介して伝播しますが,環境表面に長期間生存できることから,環境表面も MDRA の感染経路の一つとなっています。そのため,MDRA を保菌もしくは発症している患者が入院している病室に滞在することは,保菌のリスクファクターとなります。また,ICU 患者のように重症患者ゆえに医療従事者の手指が頻回に接触する状態も,保菌のリスクファク

ターとなります。

発症のリスクファクター

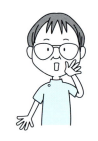

保菌者の中で抵抗力が著しく低下した人においてMDRAによる感染症（肺炎や菌血症など）が発症することがあります。発症するためには患者が脆弱な状況となっていなければなりません。例えば，人工呼吸器が装着されているとか，最近手術を受けたとか，中心静脈カテーテルが挿入されている状況で発症しやすくなります。特に，ICUの脆弱な患者で肺炎がみられることが多く，長期療養施設の患者（特に人工呼吸器が必要な患者に医療を提供している施設）でも肺炎などの感染症がみられることがあります。

発症の多くは保菌がみられる状況で発生しているので，保菌と発症を区別することは困難です。そのため，保菌もしくは発症のリスクファクターをまとめて**表2**にリストアップしてみました。当然のことながら，「ICUでの治療が必要なほどの重症患者」「高齢者」「肺炎合併患者」「糖尿病合併患者」「敗血症性ショックがみられる患者」では死亡するリスクが増大します。

表2. MDRAの保菌もしくは発症のリスクファクター

患者の抵抗力の低下
- 寝たきりである
- 集中治療が現在なされているか，集中治療を受けたことがある
- 最近の手術歴がある
- 悪性疾患である
- 新生児である
- 透析をしている

異物の留置
- 人工呼吸器が装着されている
- 中心静脈カテーテルが留置されている

抗菌薬の曝露歴
- βラクタム系（特にカルバペネム系）の使用歴がある
- フルオロキノロン系の使用歴がある

その他
- MRSAの保菌歴がある

I. MDRAを知る

5. MDRA 感染症

　MDRAによる感染症の診断は咳嗽，低酸素，敗血症性ショック，髄膜刺激症状といった臨床症状のある患者から得られた検体（喀痰，血液，髄液など）からMDRAが検出されることによってなされます。MDRA感染症の治療に用いる抗菌薬（コリスチン，チゲサイクリン）はかなりの毒性があるので，保菌であるにもかかわらず，抗菌薬治療をしてしまうことは是非とも避けたいところです。実際に「感染症を発症している頻度」と「保菌である頻度」を比較すれば，ほとんどが保菌であるといえるでしょう。したがって，保菌と感染を区別して，真の感染を治療することが重要です。例えば，「発熱している」「白血球が増加している」「喀痰が増加している」「人工呼吸器が必要となった」「胸部画像で新しい異常像がみられた」などの症状がない患者の喀痰からMDRAが検出されたとしても，それは感染症を発症しているのではなく，保菌である可能性が高くなります。最も頻回にみられる感染症は**人工呼吸器関連肺炎**（**VAP**：**ventilator associated pneumonia**）と菌血症ですが，その他の感染症も報告されています。

| ターゲット① **MDRA** | ターゲット② VRE | ターゲット③ PRSP | ターゲット④ CRE |

● **人工呼吸器関連肺炎**

　VAP は早期発症型肺炎および晩期発症型肺炎に分類され，前者は ICU 入室または人工呼吸のための挿管後96時間以内に発症した肺炎，後者は96時間以降に発症した肺炎です。早期発症型では非多剤耐性菌（クレブシエラ属や肺炎球菌など）が原因菌であることが多く，晩期発症型では多剤耐性菌（緑膿菌やアシネトバクター属など）が原因菌となっています。したがって，MDRA による VAP は晩期発症型肺炎ということになります。バウマニ（MDRA を含む）による院内感染肺炎の患者は，他のグラム陰性桿菌による肺炎の患者よりも，ICU での人工呼吸器の日数が長い傾向にあります。

　バウマニによる VAP のほとんどは過去に保菌した患者で発症しています。そのため，肺炎を発症しているのか気道に保菌しているのかの鑑別が必要となります。バウマニによる院内感染肺炎を合併した患者の死亡率は35〜70％ですが，ほとんどの患者は元々生命が脅かされる重篤な状況にあるので，バウマニが直接の死因となったか否かは明確ではありません。ただ，MDRA に感染している患者の死亡率が，薬剤感受性菌に感染している患者に比較して高いこと

> **コラム**　**バウマニによる市中感染肺炎**
> 　日本では問題とはならないのですが，東南アジアおよびオーストラリアではバウマニによる市中感染肺炎が問題となっています。この肺炎は突然に発症し，急速に増悪して呼吸不全となり，血流動態も不安定となる劇症型です。実際，患者の約1/3で敗血症性ショックが起こっており，致死的となっています。

を示した研究があります。この場合，血液培養が陽性の患者や敗血症の症状がみられる患者の予後は不良でした。

● 菌血症

　バウマニの菌血症で最も多くみられる感染源は，血管内カテーテルおよび気道です。頻度は低くなりますが，創部や尿路系が感染源のこともあります。血液培養で検出されたバウマニの一部は皮膚もしくは環境からの汚染菌によることがあるので，バウマニが培養陽性となった場合には真か偽かの判断が必要です。MDRAが血液培養で陽性になった場合も同様です。

　菌血症を合併した患者では，1/3の症例で敗血症性ショックが見られ，その死亡率は20～60％です。しかし，ほとんどの患者は複数の合併症を持っているので，死亡の原因が菌血症によるものかどうかを判断することは困難です。菌血症の危険因子には**表3**のものがあります。

● 髄膜炎

　バウマニが院内感染髄膜炎を引き起こすことは稀です。開頭術後の95件の髄膜炎を解析したところ，2例がバウマニによるものでした。MDRAが院内感染髄膜炎の原因となる頻度はさらに低いと考えられます。バウマニが髄膜炎を引き起こす危険因子には脳外科手術，髄液漏出，抗菌薬の投与歴，脳内出血があります。バウマニによる院内感染髄膜炎のアウトブレイクが報告されていますが，これ

表 3．菌血症の危険因子

- ICU に入室している
- 人工呼吸器が装着されている
- 最近の手術歴がある
- 広域抗菌薬の使用歴がある
- 免疫不全である
- 外傷や熱傷がある
- 悪性疾患がある
- 中心静脈カテーテルが留置されている
- 侵襲的処置がなされた
- 長期入院している

は汚染したメトトレキサートの髄腔内投与および脳外科病棟の吸引器具の汚染によって引き起こされました。バウマニによる髄膜炎の死亡率は20〜30％であり，生存患者での神経学的障害は重篤です。MDRAによる髄膜炎では抗菌薬の選択肢が限られていることから，さらに死亡率が高くなるものと考えられます。

　ここで気をつけなければならないのが，腰椎穿刺したところの皮膚がバウマニに汚染されていて，それが培養液に混入してしまうことがあることです。汚染による培養でバウマニが検出されることによって，髄膜炎と誤診してしまうことがあるのです。実際，髄液の培養にてバウマニが得られた54人の患者を分析したところ，34人（63％）でバウマニが原因菌ではなかったという報告があります。しかし，複数回の髄液検体からバウマニが分離され，しかも細菌性髄膜炎の典型的な臨床的および検査的所見がみられたならば，真の

髄膜炎である可能性が高くなります。

● **皮膚，軟部組織，骨髄の感染症**

　バウマニは手術創および外傷の汚染によって，重篤な軟部組織感染を引き起こし，骨髄炎に進展することがあります。バウマニによる手術創の感染は人工物の存在が関連していることが多いので，広範囲のデブリドメン（壊死組織や感染組織を外科的に除去すること）が必要となります。稀にバウマニが市中感染もしくは院内感染の皮膚感染症（蜂窩織炎や毛包炎など）を引き起こすことがあります。また，戦争による外傷において MDRA による感染症がみられることがあります。これは野戦病院での環境汚染が重要な役割を果たしているようです。

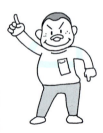

● **尿路感染症**

　尿道カテーテルを留置していると，バウマニが容易に保菌されるようになります。しかし，尿路感染症を発症する頻度は低いことが知られています。米国の内科系 ICU での5,000件の尿路感染症の研究によると，バウマニが原因菌であったのはわずか1.6% であり，そのうちの95% の患者に尿道カテーテルが留置されていました。市中感染の尿路感染症が発症することはありますが，これは極めて稀です。したがって，感染症の症状がなければ，バウマニ（MDRAを含む）が検出されたとしてもそれは保菌であると考えます。

ターゲット①「MDRA」

II. MDRA を防ぐ

(1) MDRA の感染対策
1. 感染経路の遮断方法

　多くの多剤耐性菌と同様に MDRA もまた医療従事者の手指を介して患者から患者に伝播します。そのため，患者をケアしてから別の患者をケアするときには**手指衛生**をしなければなりません。また，患者の周辺環境（ベッドシーツやベッドサイドテーブルなど）には患者の落屑などの体物質が落下していることから，MDRA もまた付着しています。そのため，患者の周辺環境に触れた場合にも手指衛生が必要です。さらに，MDRA は環境表面に長期間生息できるという特徴を持っているので，病室の**手指の高頻度接触表面**（ドアノブ，蛇口ハンドルなど）にも生息している可能性があります。実際，MDRA の保菌／発症患者が 1 人でも病棟に発生すると，環境表面が他の患者への感染源となったり，医療器具への汚染源になることを観察している研究があります。そのため，MDRA 対策としては，手指衛生に加えて，環境表面（患者の周辺環境や手指の高頻度接触表面）の消毒が必要となってきます。

コラム

抗菌薬耐性菌と消毒薬耐性菌

　MDRA は抗菌薬には耐性ですが，消毒薬には感受性があります。よく，抗菌薬耐性菌と消毒薬耐性菌が混同されるのでここで整理したいと思います。前者はペニシリン系やカルバペネム系などの抗菌薬に耐性の細菌のことを言います。後者はアルコールやポビドンヨードなどの消毒薬に耐性の細菌のことです。

　抗菌薬と消毒薬の大きな相違はいくつかありますが，その中の1つに「使用される場所」があります。抗菌薬はヒトの体内（感染組織や血液など）に入って作用するので，あまりにも高濃度で用いると，副作用によって人体にダメージを与えます。そのため，投与量には上限があります。一方，消毒薬は人体の外表面や環境表面（皮膚消毒や器具の消毒など）に用いるので，高濃度であっても人体への影響は極めて少なくなります。特に，環境表面（医療器具やベッド柵など）の消毒ならば人体に使用されるのではないので，高濃度で利用できます。したがって，抗菌薬（体内に投与される）に耐性であっても，消毒薬（人体の外表面および環境表面に用いられる）では問題とならないのです。CDC は消毒薬に対しては，抗菌薬のように「耐性」という言葉を用いることは不適切であり，「感受性低下」や「抵抗性増加」という言葉が望ましいとしています。時々，消毒の失敗の報告がありますが，これは消毒薬耐性ではなく，担当者の清拭法が不十分であったことによるものといえます。

| ターゲット① MDRA | ターゲット② VRE | ターゲット③ PRSP | ターゲット④ CRE |

II. MDRAを防ぐ

（1）MDRAの感染対策
2. 標準予防策＋接触予防策

　MDRAは日和見病原体であるものの，極めて重要な多剤耐性菌であるため，わずか1人の患者からMDRAが検出されたとしても徹底的な感染対策を実施しなくてはなりません。もし，複数の患者からMDRAが検出されたならば，極めて重篤な院内感染の問題が発生していると考えるべきです。

標準予防策

　最初に，すべての患者に対して**標準予防策**が適切に実施されているかを確認します。特に，手指衛生の徹底が大切です。MDRAを保菌もしくは発症している患者の周囲には「その患者からMDRAを受け取ってしまった患者」および「その患者にMDRAを伝播させてしまった患者」が存在する可能性があります。そのため，周囲の患者に対して十分な感染対策が必要となります。培養検査は100%の感度を持っているわけではないので，周囲の患者にMDRAが検出されなくても，保菌している可能性があるのです。したがって，MDRAが検出されている患者のみに徹底的な感染対策が実施

され，検出されていない患者に対しては手指衛生を含めた標準予防策が遵守されていなければ，「MDRA が検出されていない MDRA 保菌者」を感染源とした**アウトブレイク**が発生する可能性があります。また，多剤耐性菌は MDRA のみではありません。MRSA や MDRP など様々な耐性菌がいます。MDRA 対策だけを徹底している間に，他の耐性菌によるアウトブレイクが発生することは是非とも避けなければなりません。したがって，MDRA 対策としては病棟および病院全体の標準予防策を徹底することが極めて大切です。

> **ワンポイントアドバイス**
>
> **標準予防策**
>
> 　標準予防策は，汗を除くすべての血液，体液，分泌液，排泄物，傷のある皮膚，粘膜には病原体が存在しているかもしれないという原則に基づいた感染対策です。標準予防策には「手指衛生」や「手袋，ガウン，サージカルマスク，ゴーグル，フェースシールドを予想される曝露に基づいて使用すること」などが含まれており，すべての医療行為において実践されなければならない感染対策です。標準予防策を実施するには，医療従事者が「これからどのような医療行為を実施するのか？」「その医療行為によってどのような血液・体液曝露が発生しうるのか？」を予測しなければなりません。そして，その予測によって標準予防策で実施すべき対応が異なってきます。例えば，血管穿刺では，手袋のみで十分ですが，挿管では，手袋，ガウン，フェースシールドまたはサージカルマスクとゴーグルが必要となります。このように「実施する医療行為」と「発生しうる血液・体液曝露」を予測しなければならないので，標準予防策は大変難しい感染対策ともいえます。

| ターゲット① **MDRA** | ターゲット② VRE | ターゲット③ PRSP | ターゲット④ CRE |

> 接触予防策

　MDRA は環境表面に長時間生息できるので，医療従事者の手指のみならず，環境表面を介して伝播することがあります。そのため，MDRA 患者に用いた血圧計や聴診器などの医療器具や医療従事者の衣類に付着して，MDRA が病室間を伝播していくことがあります。そのような伝播を遮断するために**接触予防策**を併用しなくてはならないのです。もともと，MDRA は保菌なのか発症なのかの判断が難しいので，保菌であっても発症していても，接触予防策は必要となります。接触予防策は MDRA を持った患者が入院した時点，もしくは患者から MDRA が検出された時点で開始します。

　MDRA は MDRP よりも個人防護具の汚染は厳しいとする報告があります。これは環境表面に長時間生息できるというバウマニの性質が影響しています。それゆえ，使用したガウンや手袋などの個人

ワンポイントアドバイス

アウトブレイク

　「『一定の期間内』に『特定の地域の特定の集団』において『同一の事象』が通常予想されるよりも多く発生すること，または通常より統計学的に有意に多く発生すること」をアウトブレイクと言います。統計学的に有意な変化というのは「平均＋2×［標準偏差（統計値や確率変数の散らばり具合を表す数値の一つ）］を超えたとき」というのが一般的です。実際には，アウトブレイクはいろいろな角度から人々に認識されます。医師，看護師，臨床検査技師が症例数の異常に多いことから気づくことがあります。最初にアウトブレイクを疑うのが患者自身や患者に身近な人であることもあります。また，地域の新聞やテレビニュースからアウトブレイクを知ることもあります。

防護具の取り扱いは慎重にしなければなりません。また，患者に使用した血圧計や聴診器などは病室専用としておき，患者の退院後に病室から持ち出すときには十分に洗浄・消毒します。

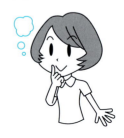

> **ワンポイントアドバイス**
>
> **接触予防策**
>
> 　接触予防策は接触感染する感染症に罹患した患者におこなう感染対策であり，患者身体や患者環境への接触によって病原体が拡散するのを防ぐことが目的の感染対策です。患者の周囲には患者が触れたり，患者からこぼれ落ちた病原体が付着しているので，患者に触れる時のみの接触予防策では不十分です。患者近傍の環境表面（医療器具，ベッド棚など）にも病原体が付着しているという前提で対応することが大切です。また，創部からの過剰な排膿，便失禁，分泌物による環境の広範囲汚染などでも実施する必要があります。
>
> 　接触予防策では，医療従事者は患者に接触したり，汚染の可能性のある場所に接触したりするときにはガウンと手袋を装着します。それらは入室時に装着し，病室から出る前に廃棄します。接触予防策を必要とする患者は個室に入室させますが，個室が足りなければ，患者を同じ病原体を発症または保菌している別の患者と同じ病室に入室させます。

| ターゲット① MDRA | ターゲット② VRE | ターゲット③ PRSP | ターゲット④ CRE |

II. MDRAを防ぐ

（1）MDRAの感染対策
3. アウトブレイクを抑制する

　MDRAは日和見病原体なので，MDRAが検出されたといっても，ほとんどの患者が感染症を発症していることはなく，保菌となっています。そのため，病院に入院している患者の抵抗力が比較的保たれていれば，MDRAを保菌したとしても，何も問題は発生しないかもしれません。しかし，抵抗力が著しく低下した患者（特にICUの人工呼吸器管理されている患者）では肺炎や菌血症を呈することがあります。MDRA感染症では抗菌薬の選択肢がほとんどないことから，その予後は極めて不良です。したがって，アウトブレイクは是非とも避けたいものです。

●知らない間の蔓延を防ぐ

　ここで認識していただきたいことは，「MDRAに感染しても保菌であることがほとんどである」ということは「MDRAを持っている患者のほとんどで何ら症状がみられない」ということです。これは，MDRAが病院内で蔓延したとしても気づかれないことを意味します。もし，インフルエンザやノロウイルス胃腸炎が蔓延すれば

発熱，咳，下痢，嘔吐といった症状がみられるので，院内で流行していることを認識できます。そのため，迅速に対応でき，それ以上の拡散を防ぐことができるのです。しかし，MDRAのように蔓延したとしてもそれが気づかれなければ発見が遅れることになり，感染対策が後手に回ることになります。その結果，病院のどこにいってもMDRAの保菌者が多数いるという状況になってしまうのです。このような「知らない間の蔓延を防ぐ」ためには，標準予防策（手指衛生など）を日常的に遵守していることが大切です。

●早期発見と感染対策の強化

　MDRAのアウトブレイクを防ぐためには，MDRAに対するアンテナを高くすることが大切です。早期に発見するシステムを構築することが重要であり，そのためにはサーベイランスを実施し，MDRAを保菌もしくは発症している患者を見落とさないようにします。そして，MDRAを持っていることが判明した患者を1人でも見つけ出したら，そこで感染対策を強化します。この場合，標準予防策および接触予防策を強化することになりますが，それに加えて，環境対策（環境消毒など）を徹底します。この場合，ベッドサイドの機器および環境表面（ベッド棚，ベッドサイドテーブル，台車，便器，ドアノブ，蛇口ハンドルなど）を十分に消毒します。MDRAは環境表面に長期間生息できるので，環境表面が汚染していると，そこに触れた手指や器具などによって病院内に拡散してしまうからです。

MDRAが病棟や病院全体で複数患者から検出されるという状況になったならば,「病院がMDRAによって厳しく汚染された」ということになります。このような汚染は周辺の医療施設を巻き込むことがあります。実際,米国,欧州,南米,アフリカ,アジア,中東において,複数の医療機関を巻き込んだアウトブレイクが報告されています。例えば,2005年に米国シカゴ地域に大規模なアウトブレイクが発生しましたが,ここでは少なくとも5つの病院と3つの長期療養施設の患者が感染し,200人以上がアウトブレイクに巻き込まれました。このような複数の医療施設におけるアウトブレイクは,施設間で病原体が伝播したことを意味しています。おそらく,患者や職員の移動もしくは食物や器具といった共通汚染源の曝露によるものであろうと推測されています。このようなアウトブレイクは医療施設にMDRAを持ち込まない,そして持ち出さないためのサーベイランスおよび感染対策の重要性を強調しています。

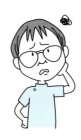

ワンポイントアドバイス

サーベイランス

　院内感染を制御するためには，現在の状況を把握していなければなりません。現在の状況が把握されていなければアウトブレイクが発生したとしても，気づくことができません。サーベイランスをすることによって，日常的な感染率（ベースライン）を知ることができ，ある時点での感染率がベースラインより増加した場合にはアウトブレイクの始まりである可能性を疑うことができます。そこで，感染対策チームが介入することによって，感染率が減少すれば，その対策は正しかったことになります。サーベイランスには耐性菌サーベイランスのみならず，手術部位感染，血管内留置カテーテル関連血流感染，尿道留置テーテル関連尿路感染，VAP，針刺しなどについてのサーベイランスがおこなわれています。

| ターゲット① MDRA | ターゲット② VRE | ターゲット③ PRSP | ターゲット④ CRE |

II. MDRAを防ぐ

（1）MDRAの感染対策
4. 看護ケアのポイント

● **手指衛生**

- 当然のことながら，看護ケアにおいては手指衛生が最も大切であり，手が肉眼的に汚れていなければアルコール手指消毒薬にて手指消毒します。手が気道分泌物などで汚れた場合には石鹸と流水で手洗いします。

- MDRAということで手洗いのあとにアルコール手指消毒をしてはいけません。逆に，アルコール手指消毒のあとに水と石鹸による手洗いをしてはいけません。「アルコールによる手指消毒」もしくは「石鹸と流水による手洗い」のどちらかを実施し，両方を重ねておこなってはいけないのです。手荒れを作りやすくするからです。手荒れした皮膚には多数の微生物が住み着くことができるので，院内感染を引き起こすことになります。

- 手指消毒ということで次亜塩素酸ナトリウム溶液やポビドンヨードを使用することも避けます。やはり，手荒れがひどくなるからです。

- ●個人防護具

  - MDRA の保菌者や発症者は接触予防策にて対応するので，ガウンや手袋などの個人防護具を装着して入室します。このとき，患者ケアのあとに退室するときには個人防護具を適切に脱いで廃棄しなければなりません。個人防護具の取り外しのときに，衣類や周辺環境を汚染させることがあるからです。

    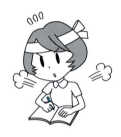

  - 個人防護具の取り外す順番は「**手袋→ゴーグル→ガウン→サージカルマスク**」の順となります。手袋は最も汚染されているので，手袋を装着したままゴーグルやガウンを脱ごうとすると MDRA が他の身体部分や環境表面に付着してしまう可能性があります。そのようなことを避けるために手袋は最初に取り外します。ガウンを取り外すときには，外側の「汚染した」側を内側にして包み込んで，廃棄容器に捨てるようにします。そのようにして衣類や皮膚の汚染を防ぐのです。

- ●人工呼吸器管理

  - 病院内で MDRA が問題となるのは特に ICU で人工呼吸器管理がなされている患者です。したがって，VAP 対策を徹底する必要があります。すでに述べたように，喀痰から MDRA が検出されたからといって，VAP の原因菌とは断定できません。多くの場合，MDRA は保菌だからです。しかし，保菌であっても，気道に住み

| ターゲット① **MDRA** | ターゲット② VRE | ターゲット③ PRSP | ターゲット④ CRE |

着いている MDRA が下気道に漏れこんで VAP の原因菌になることは是非とも避けるべきです。

- 人工呼吸器の呼吸回路は，患者の気道にいる微生物によって高頻度に汚染されています。それでは呼吸回路に付着している MDRA が気管チューブを介して下気道に入り込まないように呼吸回路を頻回に交換したほうがよいかというとそうではありません。呼吸回路内には結露が溜まっていますが，この結露には MDRA 患者では MDRA を含めた様々な微生物が潜んでいます。呼吸回路を交換するときには呼吸回路を動かすことになり，このとき結露が気管チューブ内に流れ込むことがあります。その結果，MDRA などによる VAP を作り出してしまうのです。したがって，呼吸回路はできるだけ交換しないほうが有利なのです。すなわち，呼吸回路の交換頻度は，使用時間による定期的な交換ではなく，肉眼的に汚れるか機械的に不調な場合に交換するのが適切です。また，結露に触れるときには手袋を装着します。結露は蒸留水ではありません。厳しく汚染した汚水と考えるべきです。

- 気管内カフの上に溜まった気道分泌物にも数多くの微生物が含まれているので，これが気道下部に漏れ落ちることも避けなければなりません。そのため，声門下域に溜まった気管分泌物をドレナージするために「気管内カフの上に背面ルーメンを付属した気管チューブ」を使用するのが望ましいといえます。

II. MDRAを防ぐ

（2）MDRAによる被害を最小限に抑える
1. MDRAと抗菌薬

　MDRAによる感染症の治療の選択肢は限られています。この場合，**コリスチン**もしくは**チゲサイクリン**が用いられることになります。

●コリスチン

　コリスチンは細菌の外膜に結合することによって抗菌活性を示し，アシネトバクター属，緑膿菌，大腸菌，肺炎桿菌などに有効です。したがって，MDRAやMDRPによる感染症に用いられます。この薬剤はMDRAの肺炎，菌血症，髄膜炎の治療に用いられますが，全身投与では肺組織への移行が不十分なので，吸入療法が用いられることがあります。

　コリスチンの全身投与で最も頻度の高い副作用は腎臓毒性であり，患者の3〜4割で報告されています。この腎機能障害は可逆的なので薬剤を中止すれば回復します。コリスチンの濃度をモニタリングすることによって腎機能障害を回避しつつ治療をおこなうこともできます。神経毒性もまた重要な副作用ですが，感覚障害が主なものであり，比較的頻度は少ないといえます。

ターゲット① MDRA	ターゲット② VRE	ターゲット③ PRSP	ターゲット④ CRE

　コリスチンは細菌の細胞膜の透過性を亢進させるので，併用している抗菌薬の細胞内への移行を促進します。そのため，MDRAに対してチゲサイクリンなどの他の抗菌薬を併用すると相乗効果を示すことが報告されています。しかし，最近はコリスチン耐性が報告されているので，注意を要します。興味深いことに，コリスチン耐性株は感受性株と比較して，ほとんどの抗菌薬への感受性が増加し，バイオフィルム形成の能力が減少するという逆説的な報告がなされています。

● チゲサイクリン

　チゲサイクリンはグラム陽性球菌，グラム陰性桿菌（緑膿菌を除く），嫌気性菌に活性を示す広域抗菌薬です。MDRAにも活性を持っていますが，MDRPには無効です。チゲサイクリンは投与後にすぐに組織内に移行してしまうので，血中濃度が低くなってしまいます。そのため，菌血症の患者の治療としては適切な薬剤ではありません。また，チゲサイクリンは血清，尿道，中枢神経系において十分なレベルが到達できないので，これらの部分の感染症の治療に用いることは困難です。したがって，他の効果的な抗菌薬が選択できる状況であればチゲサイクリンを使用すべきではありません。副作用は悪心，嘔吐，下痢などの消化器症状があります。

● 併用療法

　MDRAの治療にはコリスチンが使用されるのが一般的ですが，これはMDRA感染症における臨床経験が多いからです。実際にはコリスチンに加えてカルバペネム系もしくはリファンピシンが併用抗菌薬として好んで用いられています。確かに，併用療法が単剤療法と比較して，予後を改善したとする決定的な臨床データはありません。また，コリスチン＋リファンピシンの併用とコリスチン単独を比較すると同程度の効果であるというデータもあります。しかし，MDRAによる感染症は高い死亡率を示していることと，単剤療法は十分ではないと危惧されているので，併用療法が用いられることが多いのです。また，MDRA感染症では治療選択肢がほとんどないので，コリスチン耐性が発生するのを回避したいということも併用療法が用いられる理由の一つです。

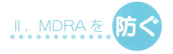

II. MDRAを防ぐ

（2）MDRAによる被害を最小限に抑える
2. MDRA感染症の治療

● 肺炎

　MDRA肺炎の治療は他のMDRA感染症と同様であり，コリスチンの全身投与がおこなわれます。ただ，コリスチンは肺組織への移行が悪いので，コリスチンの吸入治療を併用します。コリスチンを吸入した場合には気管支収縮が発生することがあるので注意します。

● 菌血症

　MDRA菌血症の治療もまた他のMDRA感染症と同様であり，コリスチンの全身投与がおこなわ

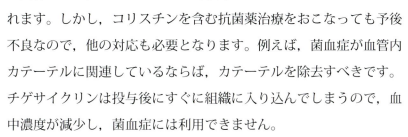

れます。しかし，コリスチンを含む抗菌薬治療をおこなっても予後不良なので，他の対応も必要となります。例えば，菌血症が血管内カテーテルに関連しているならば，カテーテルを除去すべきです。チゲサイクリンは投与後にすぐに組織に入り込んでしまうので，血中濃度が減少し，菌血症には利用できません。

● 髄膜炎

　MDRA髄膜炎の治療もまた他のMDRA感染症と同様であり，コリスチンの全身投与がおこなわれます。コリスチンを経静脈的に投与するとき，髄膜の炎症が中等度ならば髄膜の透過性が高まるので，髄液レベルは血清レベルの約25%に到達します。これに加えて，コリスチンの髄腔内投与を実施することもあります。中枢神経系に器具が挿入されていればそれを除去します。脳室内および髄腔内へのコリスチン投与の合併症に無菌性化学性髄膜炎もしくは脳室炎があるので，髄液の白血球数が増加するならば投与量を減らす必要があります。抗菌薬治療は少なくとも3週間は実施し，臨床症状および髄液培養によって効果を判定します。

● 皮膚，軟部組織，骨髄の感染症

　MDRAによる皮膚，軟部組織，骨髄の感染症の治療もまた他のMDRA感染症と同様であり，コリスチンの全身投与がおこなわれます。皮膚および軟部組織感染の治療期間は10〜14日，もしくは局所の感染症状が消失するまでとなります。骨髄炎では，患部組織のデブリドメンが必要となります。デブリドメンのあとは抗菌薬治療を4〜6週間実施します。

● 尿路感染症

　MDRAによる尿路感染がみられた場合，尿道カテーテルが留置されているならば抜去します。そして，他に感染源がなく，膿尿お

よび全身症状がみられ，かつ培養陽性のときのみに抗菌薬治療を開始します。この場合，コリスチンの全身投与がおこなわれます。チゲサイクリンは尿路系への排泄は少なく，また，チゲサイクリンを使用することによって死亡する危険性が高まるという報告があるので，他の選択肢がないときに使用します。

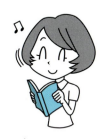

II. MDRA を防ぐ

MDRA 感染対策 今後の展望

　MDRA による VAP などの感染症を発症した場合、「治療薬として利用できる抗菌薬はコリスチンやチゲサイクリンしかない」というように治療の選択肢が限られています。しかも、コリスチンやチゲサイクリンに対する耐性菌がすでに報告されていることから、新しい抗菌薬の開発が強く望まれています。新規抗菌薬の開発までには年月を要し、また、開発されたとしても将来的に耐性菌が発生する可能性があります。したがって、新しい抗菌薬の有効期間はMDRA がそれらに耐性を獲得するまでということになります。やはり、この有効期限をできるだけ引き伸ばすことが大切です。

　耐性を誘導しないためには、その抗菌薬をできるだけ使用しないことが重要です。そのためには、保菌か発症かを明確に区別し、保菌している人に抗菌薬治療を実施しないようにします。また、MDRA が伝播することによって保菌者の数が増えないように感染対策を充実させておくことも大切です。

　MDRA では、**国際流行株**が問題となっています。もし、院内で検出された MDRA の中から国際流行株を識別することができれば、

病院内に警告することが可能となります。「MDRAの院内伝播を早期に検出する」「アシネトバクター属が検出されたとき，それがMDRAとして院内で蔓延する可能性があるか否かをあらかじめ知っておく」といったことは，アウトブレイク対策として極めて大切です。そして，すべての医療従事者がMDRAについて十分な知識を持ち，感染対策を適切に実施できることが重要です。

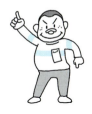

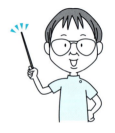

ターゲット②
VRE

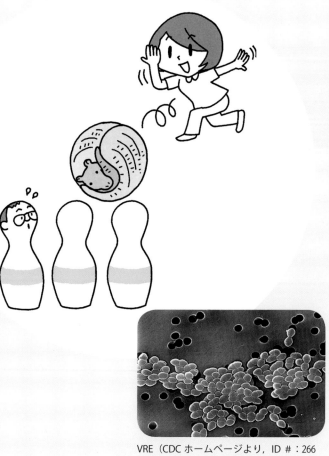

VRE（CDCホームページより，ID＃：266
http://phil.cdc.gov/phil/details.asp）

ターゲット② 「VRE」

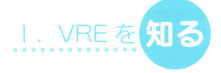

1. VRE とは

バンコマイシン耐性腸球菌（**VRE**：vancomycin-resistant enterococci）もまた他の多剤耐性菌と同様に病院では経験したくない病原体です。「VRE と聞いて，何かをイメージせよ！」と言われたら，「アルマジロ」を思い浮かべます。

アルマジロは北米南部からアルゼンチンにかけて分布していて，全身（特に背面）が鱗甲板と呼ばれる鱗状の硬い板で覆われている全長80〜100cm の動物です。敵に襲われると手足を引っ込めて，ボール状になり鱗甲板で身を守ります。前足には長く鋭い爪があり，穴掘りが得意です。ヒトになつくため，ペットとして飼われることがあります。しかし，穴を掘るという性質ゆえに，農地や庭を荒らすので害獣とされ，駆除の対象になることもあります。

どうして VRE からアルマジロがイメージされるのか下記にまとめてみました。

ターゲット①	ターゲット②	ターゲット③	ターゲット④
MDRA	**VRE**	PRSP	CRE

- 丸い体つき＝グラム陽性球菌
- 鱗甲板による防御＝バンコマイシンを含む多くの薬剤への耐性
- ヒトになつくのでペットとして飼われる＝常在菌
- 農地や庭を荒すので害獣＝ときどき病原性を呈する

　また，アルマジロすべてがボール状になるわけではなく，ミツオビアルマジロとマタコミツオビアルマジロだけがボール状になるとのことです。ボール状になって身を守るアルマジロとボール状になれないアルマジロがいるところも VRE のイメージに合います。

　腸球菌には**エンテロコッカス・フェカーリス**（*Enterococcus faecalis*）や**エンテロコッカス・フェシウム**（*E.faecium*）などがあります。日常遭遇する腸球菌のほとんどが前者なのですが，バンコマイシン耐性の腸球菌になると比率が変わり，エンテロコッカス・フェシウムの割合が増えます。VRE ならばバンコマイシンに耐性なので，フェカーリスであろうがフェシウムであろうが構わないのではと思われるかもしれませんが，そうではありません。バンコマイシン耐性エンテロコッカス・フェシウムは β ラクタム系やアミノグリコシド系にも高度耐性ですが，バンコマイシン耐性フェカーリスは β ラクタム系には感受性があるのが普通なのです。すなわち，様々な抗菌薬に

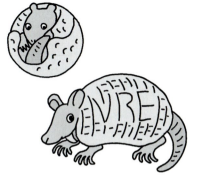

耐性を示すVRE（フェシウム）と，耐性化が不十分のVRE（フェカーリス）があるのです。ただし，フェカーリスの方がフェシウムよりも病原性が強いので油断はできません。

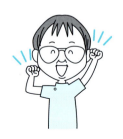

Ⅰ. VRE を 知る

2. VRE の疫学

　VRE の保菌や感染症は1980年代に欧州で報告されました。そのあとすぐに，米国でも報告されるようになったのです。欧州での VRE の出現が，家畜の飼料添加用成長促進剤として餌に20年以上も加えられてきたアボパルシンという抗菌薬の使用に関係していることが疑われました。アボパルシンはバンコマイシンと交差耐性があるため，欧州において家畜への使用が禁止されました。

　VRE 感染症の多発が様々な病棟（ICU，内科病棟，小児科病棟）で報告されています。米国では院内感染を引き起こした腸球菌の3割がバンコマイシン耐性であり，それにともなって VRE による入院率も増加しています。日本では分離頻度が高くなく，2013年の厚生労働省院内感染対策サーベイランス事業の検査部門の年報によると，バンコマイシン耐性はフェカーリスで0％，フェシウムで0.7％となっています。しかし，日本でも VRE の報告数が増加しており，諸外国のような状況になるのではと危惧されています。

　日本の VRE の特徴は「VanB 型の比率が欧米に比較して高い」「フェカーリスの比率が欧米に比べ高い」ということがあります。

しかし，VanA型が増加してきていることやフェシウムの割合が増加していることから，欧米で観察されるような比率に近づいてきています。

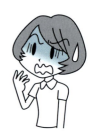

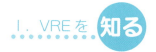

3. VREの検出方法

　感染症法ではVRE感染症は5類全数報告疾患となっています。届出のために必要な検査所見は下記となります。

- 通常，無菌の検体（血液，腹水，胸水，髄液など）の場合
・バンコマイシン：MIC値≧16μg/mL

- 通常，無菌ではない検体（喀痰，膿，尿など）の場合
上記に加えて，分離菌が感染症の原因菌と判定されること

　感染症法では発症者を届けるのであって，保菌者を届ける必要はありません。「通常，無菌の検体（血液，腹水，胸水，髄液など）」にてVREが検出された場合には，感染症の原因菌であると判断できます。しかし，「通常，無菌ではない検体（喀痰，膿，尿など）」で検出された場合には単なる保菌の可能性があるため，「分離菌が感染症の原因菌と判断されること」という条件が設定されているのです。

> **コラム**
>
> ### 腸球菌のバンコマイシン耐性遺伝子
>
> 　腸球菌のバンコマイシン耐性遺伝子には9タイプ（*van A, B, C, D, E, G, L, M, N*）あります。バンコマイシン高度耐性を示すのは *vanA, van B, vanD* ですが，臨床現場で問題となるのは *vanA* と *van B* です。これらはフェカーリスおよびフェシウムから検出されています。*van A* の VRE はバンコマイシンの MIC が高いのですが，*van B* は感受性レベル～高度耐性まで様々なレベルの耐性を示すので，日常の感受性検査にて見逃してしまうことがあります。VREのアウトブレイクが発生した場合にはパルスフィールドゲル電気泳動法を用いて，同じクローンが施設内および病棟内に拡散しているかどうかを確認することができます。
>
> 　ヒト常在菌としてしばしば腸管から *van C* が分離されることがありますが，これはフェカーリスやフェシウムではなく，別の3菌種（*Enterococcus gallinarum, E. casseliflavus, E. flavescens*）が保有する自然耐性です。しかし，バンコマイシン以外の抗菌薬に感受性があるので，*van A* や *van B* と異なり，治療は容易です。また，耐性遺伝子が伝達することもないので，感染対策においては重要ではありません。

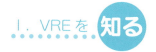

4. リスクファクター

VREの保菌および発症にはいくつかのリスクファクターがあります。それには「抗菌薬の投与歴」「患者の臨床的状態」「保菌圧」「汚染した環境表面への曝露」「長期療養施設の居住者」が挙げられます。

● 抗菌薬の投与歴

院内でVREに感染してしまうリスクファクターとして観察されているのは，抗菌薬（特にバンコマイシンおよびセファロスポリン系）の投与歴です。60病院の126の成人ICUにおける研究によると，バンコマイシンおよびセファロスポリン系の投与歴はICUのタイプおよび施設内でのVREの割合を考慮したあとでさえも，VREの患者において有意に高かったことが観察されました。その他，VREの保菌および発症はセフタジジムの長期投与に関連していたという報告もあります。複数の広域抗菌薬を用いると，患者はVRE保菌者になりやすいのですが，これはおそらく，正常腸管細菌叢の変化によるものと考えられます。さらに，便にVREが検出されている

患者に嫌気性菌に活性のある抗菌薬を投与すると、便の中のVREの細菌数が増加することもわかっています。ただし、これらの薬剤を中止すれば細菌数は減少します。

●患者の臨床的状態

数多くの臨床的状態がVREの保菌のリスクファクターとなっています。これには「72時間以上入院した」「重篤な基礎疾患（透析を必要とする末期腎臓疾患，癌，移植患者）を合併している」「ICUへの入院が必要であった」「侵襲的器具が使用された」などがあります。

●保菌圧

VREの「保菌圧」はVRE保菌患者の毎日の時点有病率（ある時点で、ある疾患もしくはある病原体を保有している者の総数）として定義されていますが、これもまたVRE保菌の重要なリスクファクターです。病院の保菌圧はVREの保菌者数をかなり増加させます。一般内科病棟に入院した1,039人の患者のレビューによると、VREの保菌者の割合が入院中に3.8%から32%に増加したという報告があります。そして、VRE分離株の60%が同一株でした。保菌圧には他のリスクファクターを上回った危険性があります。実際、VREを保菌している病棟内の患者が50%以上になると、そこに入院する患者がVREを保菌する可能性は抗菌薬の使用歴などのリスクファクターを超えます。

●汚染した環境表面への曝露

　病室内の汚染した環境表面への曝露は，日常的な退院時清掃のあとであっても，VREの保菌を引き起こしています。実際，汚染した医療器具からのVREの伝播による複数のアウトブレイクが報告されています。これに関連した医療器具は直腸体温計，鼓膜体温計，汚染した心電図リード線などでした。

　汚染した環境表面から医療従事者の手や手袋にVREが伝播することもよく報告されています。保菌した患者の病室のベッド柵やベッドサイドテーブルに触れた医療従事者の46%が，VREによって手袋を汚染させたとする報告があります。汚染した環境表面に接触することによって手袋が汚染し，引き続いて未汚染の表面に触れることによって，その約10%にVREを伝播させたという報告もあります。それゆえ，環境清掃のスタッフを特別に教育することによって，清掃プロトコールを遵守させ，VREによる環境汚染を減らすことが大切です。実際，環境清掃を改善することによって，内科系ICUでVREに感染する確率を相当減らしたとする報告があります。

●長期療養施設の居住者

　長期療養施設の居住者がVREの保存庫になることがあります。実際，長期療養施設から急性期病院に転院した患者の45%が肛門にVREを保菌していたとする報告があります。このとき，同時にみられたリスクファクターには抗菌薬の使用歴と褥瘡がありました。

> **ワンポイントアドバイス**
>
> **保菌圧**
>
> 　耐性菌を持っている患者が「多い病棟」と「少ない病棟」に入院する場合，どちらの方が耐性菌に感染しやすいかというと前者である。MRSA や VRE などの耐性菌は医療従事者の手指を介して伝播することが多いため，保菌・発症者の多い病棟への入院では感染する機会が増えてしまう。保菌または発症した患者数が増えることによって，耐性菌が伝播する可能性が増大していることを「保菌圧が高い」という。

I. VRE を 知る

5. VRE 感染症

　腸球菌（VRE を含む）による感染症には尿路感染症，菌血症，心内膜炎，髄膜炎などがあります。ただ，培養検体から腸球菌が分離されたとしても，必ず腸球菌に照準を合わせた治療が必要ということはありません。腸球菌が保菌（呼吸器検体，尿道留置カテーテルなど）や混合感染（腹腔内手術や外傷での複数菌感染など）の一部のことがあるからです。混合感染では腸球菌よりも毒性のある病原体の治療が必要となります。

● **尿路感染症**

　腸球菌が検出される頻度は尿路系で最も高く，保菌，非複雑性膀胱炎，腎盂腎炎，腎周囲膿瘍，前立腺炎などがあります。腸球菌による尿路感染症のほとんどが院内感染であり，尿路系の閉塞，尿道留置カテーテルや器具に関連しています。この場合，菌血症の合併は比較的少なく，対処法は尿道留置カテーテルの抜去となります。腸球菌による尿路感染症は一般的に抗菌薬治療の必要はなく，カテーテルを抜去することで細菌尿は改善するからです。もし，腸球

菌による尿路感染症に抗菌薬治療を実施するならば，単剤で十分です。

● 菌血症

　血流への腸球菌の侵入口には腸管，尿路，血管内カテーテル，創部（潰瘍や熱傷）があります。この場合，原因菌がフェカーリス以外の菌種であれば心内膜炎を合併することはほとんどありません。しかし，フェカーリスによる菌血症であれば，心内膜炎の相対危険度は高くなります（ただし，全体的な頻度としては比較的少ない）。

　腸球菌の菌血症では敗血症性ショックは多くなく，もし，ショック症状がみられるならば，グラム陰性桿菌を伴った複数菌感染を疑います。「2セット以上の血液培養陽性」「敗血症症状を伴った1セットの血液培養陽性」「その他の無菌部位の培養にて腸球菌が検出され，かつ，血液培養が1セット陽性」では菌血症としての抗菌薬治療が必要となります。特に，人工心臓弁がある患者でフェカーリスが1セットでも陽性となった場合には，追加の血液培養の結果を待っている間でも治療を開始します。その他の状況では結果が出るまでは治療を控えるのが望ましいといえます。

　「敗血症の臨床的エビデンスがなく，1セットの血液培養陽性の患者」もしくは「複数菌感染があり，すでに毒性のある病原体への適切な治療を受けている患者」では抗菌薬治療を延期します。血管内カテーテルが菌血症の感染源である可能性があるならば，カテーテルを抜去するだけで，感染症を治癒させるのに十分かもしれません。しかし，発熱患者で腸球菌が検出されたら，追加培養してから

抗菌薬を経験的に開始すべきです。

● 髄膜炎

　腸球菌は稀に髄膜炎を引き起こすことがあります。ほとんどの症例は頭部外傷，脳神経外科手術，脳室内カテーテル，髄腔内カテーテル，中枢神経系の解剖学的異常によって引き起こされています。稀に，腸球菌による髄膜炎から心内膜炎に進展したり，エイズや血液癌のような免疫不全の患者において菌血症を合併することがあります。

> **ワンポイントアドバイス**
>
> ### 血液培養のセット数
>
> 　1セットというのは好気性菌ボトルと嫌気性菌ボトルによって構成されます。血液培養を2セット以上実施することの理由には「血液培養の感度を上げる」「汚染菌を除外できる」の2つがあります。例えば，コアグラーゼ陰性ブドウ球菌が培養ボトルから検出された場合，それが採血時の汚染によるものか，真の菌血症なのかを判断できません。2セットとも陽性となれば，真の菌血症である可能性が高くなります。そのため，1セットのみの血液培養は，明らかな病原体が同定されない限り，ほとんど参考になりません。汚染菌を真の菌血症と考えて，抗菌薬治療や検査を実施しても，それは感染症の治療には役立ちません。
>
> 　一般的に，抗菌薬治療を受けていない患者において，持続的な菌血症が疑われる場合には2セットの血液培養で十分です。人工弁の心内膜炎やペースメーカーのような異物の感染のように，原因菌がコアグラーゼ陰性ブドウ球菌といった一般的に汚染菌としてみられる細菌である場合には4セットの血液培養が適切です。2週間以内に抗菌薬治療を受けたことのある心内膜炎の診断でも4セットの採取が有用です。

ターゲット② 「VRE」

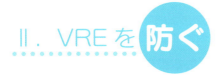

（1）VRE の感染対策

1. 感染経路の遮断方法

　VRE の感染経路を遮断するためには，その伝播経路を理解しなければなりません。VRE は「医療従事者の手指を介して患者から患者に直接伝播していく感染経路」と「VRE によって汚染している環境表面に患者もしくは医療従事者が触れることによって間接伝播してゆく感染経路」があります。

　前者についてはアルコール手指消毒薬を用いた適切な手指衛生を遵守することが大切です。当然のことながら，手指に糞便などが付着した場合には石鹸と流水で手洗いをする必要があります。

　環境表面を介した間接的な伝播についてですが，もし，VRE が環境表面に短時間（数秒〜数分程度）しか生存できなければ環境表面が感染源となることはありません。しかし，比較的長時間生存しているため環境表面への対応が必要となるのです。様々な環境表面に VRE を植え付けて生存期間を調査した研究があります。この研究によるとカウンタートップの上では 5 〜 7 日間，ベッド柵では24

時間，電話の受話器では60分，聴診器の膜表面では30分，VRE が生存していたことが確認されました。したがって，VRE に汚染した可能性のある表面には洗浄および消毒をする必要があるのです。糞便中の VRE 数が 10^4 個/g を超えると，環境表面の培養が陽性となりやすいことから，糞便中に VRE が多数みられる患者の病室では特に環境対策が大切です。

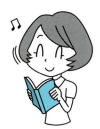

　直腸電子体温計が ICU での VRE の伝播経路であったという報告があることから，患者に直接触れる医療器具もまた感染経路となります。そのため，患者間での器具の共有を避け，患者専用にすることが大切です。どうしても共有せざるをえない場合には，洗浄・消毒します。

　VRE を保菌もしくは発症している患者が感染源となり，他の患者もしくは環境表面に伝播していくのが VRE の感染経路ですが，そのような患者をケアした医療従事者が保菌して感染源になる可能性はないのでしょうか？

　確かに，医療従事者が腸管に VRE を保菌する可能性はあります。しかし，実際に保菌する確率は低く，また，保菌した医療従事者から患者に VRE が伝播したということは報告されていません。すなわち，医療従事者は手指を介しての患者から患者への VRE の伝播経路にはなりますが，医療従事者が腸管に VRE を保菌し，それを患者に伝播させることはないのです。

　もう少し具体的に解説します。医療従事者がオムツ交換などのケ

アのあとに手指衛生を実施せず，そのまま他の患者をケアすることによって VRE が患者から患者に伝播することはあります。しかし，オムツ交換のときに糞便が付着した手指を医療従事者が自分の口にくわえて保菌者になることはないし，保菌している医療従事者が排便したあとに手指衛生を不十分にしたまま，患者を直接ケアすることもありません。すなわち，「患者→医療従事者の手指→患者」という伝播経路はありますが，「患者→医療従事者の保菌→患者」という伝播経路はないのです。

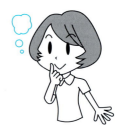

Ⅱ. VREを防ぐ

（1）VREの感染対策

2. 標準予防策＋接触予防策

標準予防策

　VREに感染している患者のほとんどが保菌者です。何らかの症状があるということで培養を実施したところ，たまたまVREが検出されることはありますが，それは全体のVRE保菌者の一部を検出しているに過ぎません。すなわち，「VREが確認された患者」は「VREを保有している患者」の一部であると考えるべきです。したがって，「VREが確認された患者」のみに感染対策を実施していると，「VREが確認されていない保菌患者」から他の患者にVREが伝播してしまいます。そのようなことを避けるために，医療従事者はすべての患者に対して標準予防策を遵守しなければなりません。これはアウトブレイクが発生しているときも同様です。アウトブレイクを収拾するために，「VREが確認された患者」を個室に収容して接触予防策をするけれども，それ以外の患者への感染対策を疎かにすると「VREが確認されていない保菌患者」が感染源となりアウトブレイクが収まりません。すべての患者への標準予防策の適用が極めて重要なのです。

VREは主に医療従事者の手指を介して，患者から患者に伝播していきます。したがって，適切な手洗いの教育が大切です。手洗い時間が短かったり，石鹸を用いなかったりする手洗いは効果が不十分だからです。VREを健康ボランティアの手に塗布した研究では，5秒の水だけによる手洗いはVREを減らさないことが確認されました。そして，手のVREの付着を完全に除去するためには石鹸と流水にて30秒間手洗いする必要がありました。

接触予防策

　VREの保菌者および発症者は接触予防策にて対応します。この場合，ガウンや手袋を適切に装着し，病室からの退室時には衣類や手指を汚染しないように適切に脱ぎ捨てることが大切です。接触予防策を開始した場合，どのような状況になれば接触予防策を終了してよいかという判断が必要となってきます。ここでVRE患者の接触予防策の実施期間について解説します。

　1995年の「バンコマイシン耐性菌の拡散予防のためのCDCガイドライン」では，接触予防策を終了するためには1週間以上あけた3回の便もしくは直腸培養が陰性であることが推奨されています。この基準は一般的に信頼できるものです。例えば，1件の研究によると，3回陰性となった患者の95%で培養陰性が継続されました。しかし，その後に抗菌薬治療を受けてしまうとVREを再保菌してしまうことを示した研究が複数あります。例えば，初回の培養でVREが便培養にて陽性であったが，その後，少なくとも1週間の

ターゲット①	ターゲット②	ターゲット③	ターゲット④
MDRA	VRE	PRSP	CRE

間隔をあけての3回の連続培養で陰性となった13人の患者に，引き続いて抗菌薬治療をしたところ，8人が便培養にて高濃度のVREがみられたのです。VRE保菌者では培養陽性後は少なくとも1年間は保菌状態が続くと推定されています。したがって，便や直腸培養でVREが陰性であることが3回確認されたとしても，その後に抗菌薬が投与されていたならば，再保菌の有無を確認するために**スクリーニング培養**を実施します。

> **ワンポイントアドバイス**
>
> ### スクリーニング培養
>
> 　　監視培養とも言います。一般に臨床現場で培養が実施される場合は患者に何らかの症状がみられ，肺炎，扁桃炎，菌血症といった感染症が疑われるときです。何ら症状もない，また，感染症の合併も疑われない患者に培養検査を実施することはありません。日常的な培養は，現在進行している感染症の病原体を検出して抗菌薬治療を実施するためにおこなわれます。
>
> 　一方，スクリーニング培養（監視培養）は特定の条件を満たしている人すべてを培養する方法であり，感染症の合併の有無については考えません。保菌者がアウトブレイクの原因となっている場合には発症者のみの培養では原因の除去にはつながらないからです。スクリーニング培養は費用もマンパワーも消耗する検査であるため，特別な状況下のみで実施されます。

II. VREを防ぐ

(1) VREの感染対策
3. アウトブレイクを抑制する

　VREのアウトブレイクが発生した場合には迅速に対応する必要があります。このときに実施すべきことは標準予防策および接触予防策が的確に実施されているかどうかの確認ですが，それに加えて，**積極的サーベイランス培養**を開始することが大切です。この培養によってVREが確認されたならば接触予防策を実施します。アウトブレイク時には個室が足りなくなるので，**コホーティング**をすることになります。ときどき，VREの除菌について論議されることがありますが，非吸収性の経口抗菌薬（経口投与しても腸管から吸収されず，腸管内のみで効果を示す抗菌薬）によって，腸管のVRE保菌を駆逐することはできません。したがって，アウトブレイクであっても除菌をすることはないのです。

●積極的サーベイランス培養

　アウトブレイクが発生したときに積極的サーベイランス培養を実施するとVRE患者が減少することが示されています。日常臨床では，培養は何らかの症状があった場合に実施されます。例えば，肺

炎症状があり喀痰が喀出される患者には喀痰培養，腎盂腎炎が疑われ膿尿や発熱がある患者には尿培養や血液培養といった具合です。感染症の症状のない患者には培養検査は実施しないのが普通です。しかし，積極的サーベイランス培養では感染症の症状のない患者にも培養を実施することになります。これは保菌者を検出するためです。アウトブレイク時には症状のない保菌者が感染源となっている可能性があるからです。

　VREの積極的サーベイランス培養は，通常は肛門もしくは肛門周囲，便から採取します。皮膚に創部があればそこから検体を採取してもかまいません。ただし，過去6～12ヵ月以内にVREを保菌もしくは発症していたことがわかっている患者からの積極的サーベイランス培養は必要ありません。そのような患者は治療されていない限り，培養陽性として取り扱うのが一般的だからです。積極的サーベイランス培養を実施する理由には下記のものが挙げられます。

① VREの保菌患者は入院中および退院後にVRE感染症を発症する危険性がある。そのため，保菌していることをあらかじめ知っていることは患者の予後改善につながる。

② VRE保菌者が他の患者への感染源になることがある（そのほとんどは医療従事者の手もしくは手袋が一時的にVREに汚染して，病原体を伝播させている）。保菌者であることが判明していれば標準予防策および接触予防策を強化して，感染経路を遮断できる。

　VREが蔓延している病棟や施設から患者が搬送もしくは転院し

てくる場合には，積極的サーベイランス培養の結果が得られるまで，ハイリスクの患者をVRE保菌として先制攻撃的に隔離することも有効な感染対策です。

アウトブレイク時の疫学調査として，培養で得られたVREを用いてパルスフィールドゲル電気泳動法が実施されることがあります。この方法によってVREが複数の感染源由来であるのか，単一のVRE株が施設内や病棟内に拡散しているのかなどが判明することがあります。

● コホーティング

アウトブレイク時には多数の発症者および保菌者が検出されるので，隔離するための個室が不足します。このような場合には大部屋に複数の患者を入室させるコホーティングを実施することになります。コホーティングは同じ病原体を保菌または発症している患者を寄せ集める行為であり，同一感染症の患者のケアを同一区域に限定することによって他の患者との接触を予防することを目的としています。これを「患者のコホーティング」といいます。

このような「患者のコホーティング」にも関わらず，アウトブレイクが収拾できなければ，病原体の伝播をもっと減らすために，患者集団に医療従事者を指定します。これを「医療従事者のコホーティング」と言います。一つの病原体を発症または保菌している患

者のみをケアするために医療従事者を指定することによって，病原体の伝播を抑制することができるからです。

　ここで確認していただきたいことは，医療従事者が患者をケアしているうちにVREに感染してしまって感染源となり，他の人々に病原体が伝播するのを防ぐために，「患者のみならず，医療従事者もコホーティングする」ということではないということです。アウトブレイク時は多忙な状況となります。多忙な状況では手指衛生が不十分になり，医療従事者の手指を介してVREがさらに伝播しやすい状況になっています。そのため，病原体の伝播経路である「医療従事者の手指」を隔離してしまおうというものです。決して，医療従事者がVREの保菌者になってしまうであろうという前提で，コホーティングするのではありません。

　ただ，「医療従事者のコホーティング」を実施するには，施設に十分なマンパワーがなければなりません。また，コホーティングされた医療従事者の不安や不満にも対応する必要があります。このような対応にも関わらず，アウトブレイクが制御できなければ病棟閉鎖が必要となってきます。

II. VREを防ぐ

(1) VREの感染対策
4. 看護ケアのポイント

　VREは保菌することがほとんどであり，保菌者の一部が感染症を発症するに過ぎません。しかし，発症した場合は抗菌薬の選択肢がほとんどないため予後は不良です。したがって，VREの院内伝播を抑え込む感染対策が極めて重要です。ここでは看護ケアをおこなうときのポイントを列挙しました。

●**手指衛生**
- VREは医療従事者の手指を介して患者から患者に伝播します。そのため医療従事者の手指衛生が大切です。この場合，VRE感染症を発症している患者のみに重点をおいて手指衛生をすることでは不十分です。VREは発症者よりも保菌者の方が多いと考えるべきです。そして，どの患者がVREを保菌しているかはわかりません。したがって，すべての患者に手指衛生を徹底する必要があります。

- VREはアルコールにて殺菌できますので，日常的な手指衛生に

はアルコール手指消毒薬を用います。このとき，患者の身体に触れる前後の手指消毒は必須ですが，患者の周辺環境やドアノブなどの手指の高頻度接触表面にも VRE が付着していると考え，そのようなところに触れたあとの手指消毒も大切です。

● **接触予防策**
- VRE 対策では接触予防策が重要であり，ガウンや手袋の適切な装着が必要です。この場合，病室からの退室時に個人防護具を脱ぎ捨てることになりますが，衣類や手指などを汚染しないように取り外すことが大切です。そして，廃棄したあとには手指消毒を忘れないようにします。

- 病室の入り口に布ガウンなどをつるしておいて，複数の医療従事者がそれを着回すということは避けるべきです。VRE は環境表面に長時間生息できる病原体であることから，ガウンの表面にも付着して感染性を保っています。そのため，汚染したガウンを着回すと，医療従事者の衣類や手指が VRE によって汚染されてしまいます。

● **環境対策**
- VRE は環境表面に付着して，そこが感染源になることがあります。そのため，VRE 保菌者および発症者の病室の環境表面は適切に洗浄・消毒を実施します。この場合，手指の高頻度接触表面を中心

におこないます。

- VREは腸管に生息していることから，患者が使用したトイレが最も汚染されている区域となります。そのため，ドアノブ，トイレットペーパーホルダー，スイッチ，便座などの清掃・洗浄を十分に実施します。可能であれば，VRE患者のトイレは専用にするのが望ましいといえます。

- 環境表面にアルコールを噴霧するといった対策は適切ではありません。消毒薬が効果を示すためには蛋白や汚れを除去したあとに消毒することが大切です。したがって，家庭用洗浄剤にてふき取ったあとに消毒薬を用いることになります。また，環境消毒にはアルコールではなく，次亜塩素酸ナトリウム溶液が用いられます。

● 患者教育

- VRE患者は病院では隔離されることがほとんどであることから，患者および家族には隔離の重要性を説明しておきます。隔離されている期間に面会者や家族が無防備に病室に入り込むといったことは避けるべきです。

- 患者を隔離する場合，患者の不安を取り除くことも大切です。隔離されている患者は「自分の病気は本当に治癒するのであろうか？」「どうして自分だけがこのように隔離されるのだろうか？」

などと心配しているからです。

- VREは除菌することが困難であることから，患者が退院する時には保菌状態で家に戻ることになります。そのため，家庭において家族に伝播する可能性が出てきます。家庭内伝播を避けるために，トイレ後や食事前の手洗いを必ず実施するように啓発します。

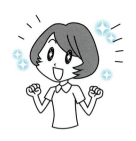

II. VREを防ぐ

（2）VREによる被害を最小限に抑える
1. VREと抗菌薬

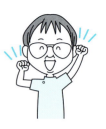

　VREとして問題となっているのはフェカーリスとフェシウムですが，これらの菌種に有効な抗菌薬は異なっています。フェカーリスはβラクタム系には感受性がありますが，フェシウムはβラクタム系およびアミノグリコシド系には高レベルに耐性です。そのため，前者での抗菌薬治療ではアンピシリンが使用されることがありますが，後者では使用しません。

　VREの治療では，リネゾリド，ダプトマイシン，チゲサイクリン，キヌプリスチン・ダルホプリスチン合剤が用いられることがあります。ただし，リネゾリド，ダプトマイシン，チゲサイクリンはフェカーリスおよびフェシウムに活性があるのに対して，キヌプリスチン・ダルホプリスチン合剤はフェシウムのみに有効です。これらの薬剤を臨床現場で使用する場合にはその副作用を熟知していなければなりません。

● リネゾリド

　静菌的に作用し，経口でも経静脈でも投与可能です。経口投与後のバイオアベイラビリティ（内服投与した薬物が，どれだけ全身循環血中に到達し作用するかの指標）が高く，ほとんどの組織に治療レベルで到達します。しかし，長期間の投与は副作用ゆえに困難となります。副作用には血小板減少，貧血，乳酸アシドーシス，末梢神経障害，眼毒性があります。また，セロトニン作動薬（特に，選択的セロトニン再取り込み阻害薬）とともに投与すると，モノアミン酸化酵素の阻害によってセロトニン症候群が誘導されることがあります。セロトニン症候群では精神症状，錐体外路症状，自律神経症状がみられますが，これは服薬開始後数時間以内に症状があらわれ，服薬中止後24時間以内に症状が消失します。ごく稀に横紋筋融解症や腎不全を合併し重篤になることがあります。

　リネゾリドによる血小板減少は末期腎臓疾患で多くみられますが，薬剤中止によって改善します。神経障害（末梢神経障害，頻度は低くなるが眼毒性もある）は乳酸アシドーシスと同様に頻度は少ないですが，重篤な副作用であり，長期投与による発症が報告されています。末梢神経障害は重篤になることがあり，薬剤中止によっても改善しません。

● ダプトマイシン

　殺菌的に作用します。ダプトマイシンを投与されている患者はミオパシーについて定期的に評価する必要があります。そのため，血

清CPK（クレアチニンホスホキナーゼ）は毎週測定します。ミオパシーの症状が見られて，CPKが正常上限の5倍以上になった場合，症状がなくてもCPKが正常上限の10倍以上となった場合には中止すべきです。

● **チゲサイクリン**

　チゲサイクリンはグラム陽性球菌，グラム陰性桿菌（緑膿菌を除く），嫌気性菌に活性を示す広域抗菌薬です。チゲサイクリンは投与後にすぐに組織内に移行し，十分な血中濃度が得られないため，菌血症の患者の治療に用いることはできません。また，尿道，中枢神経系においても十分なレベルが到達できないので，これらの部分の感染症の治療に用いることは困難です。副作用は悪心，嘔吐，下痢などの消化器症状があります。

● **キヌプリスチン・ダルホプリスチン合剤**

　バンコマイシン耐性のフェシウムに利用されますが，フェカーリスへの活性はありません。代謝相互作用，筋肉痛，関節痛，吐き気，高ビリルビン血症といった副作用があります。末梢静脈からの投与により注射部位に局所性の静脈性副作用を生じた場合は，中心静脈カテーテルからの投与を考慮します。必ず60分かけて点滴静注し，急速なワンショット静注や短時間の点滴静注はおこなわないようにします。

ターゲット①	ターゲット②	ターゲット③	ターゲット④
MDRA	VRE	PRSP	CRE

II. VREを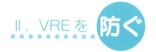

（2）VREによる被害を最小限に抑える
2. VRE感染症の治療

　VREが検出されたということで必ず抗菌薬治療が必要ということはありません。すでに述べたように，保菌であることがほとんどであるからです。また，複数菌感染の場合は感染症の主役が別の細菌であることもあります。したがって，培養結果のみではなく，臨床症状などを考慮して治療方針を決めることになります。

　VREが検出された場合にはフェカーリスか否かを確認します。フェカーリスであるならばアンピシリン感受性について確認します。もし，アンピシリンに感受性があれば，アンピシリン単剤による治療をおこないます。βラクタマーゼを産生していてアンピシリン耐性となっているならばアンピシリン・スルバクタムを用います。このようなペニシリン系に加えてゲンタマイシンを併用する治療もあります（**表4**）。

表4．VRE感染症の治療薬（フェカーリスの場合）

単剤	アンピシリン（±スルバクタム）
併用	上記＋ゲンタマイシン

表5．VRE 感染症の治療薬（フェシウムの場合）

単剤治療	リネゾリド
	ダプトマイシン
	チゲサイクリン
	キヌプリスチン・ダルホプリスチン合剤
	アンピシリン大量（18〜30g/日）
併用治療	・ダプトマイシン＋ゲンタマイシン＋アンピシリン
	・ダプトマイシン＋アンピシリン
	・ダプトマイシン＋チゲサイクリン
	・キヌプリスチン・ダルホプリスチン合剤＋アンピシリン
	・キヌプリスチン・ダルホプリスチン合剤＋ドキシサイクリン＋リファンピシン
	・キヌプリスチン・ダルホプリスチン合剤＋ミノサイクリン

　VRE がフェシウムの場合にはアンピシリン耐性のことがほとんどです。同時にアミノグリコシド系に高レベルに耐性となっています。そのため，抗菌薬を選択する場合にはリネゾリド，ダプトマイシン，チゲサイクリン，キヌプリスチン・ダルホプリスチン合剤が選択されます。ただし，アンピシリン大量（18〜30g/日）が用いられることもあります。併用療法ではダプトマイシンもしくはキヌプリスチン・ダルホプリスチン合剤に他剤（アンピシリンやゲンタマイシンなど）を加えることになります（**表5**）。

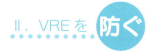

VRE感染対策
今後の展望

　日本でのVREの頻度は現時点では極めて少ないといえます。しかし，年々増加しており，今後，蔓延してくる可能性はあります。すでに，欧米や近隣の国々（アジア諸国）ではICUを中心に高い検出率を示していることから，日本だけが例外となることは難しいのではと推測されます。

　VREは人々の交流や移動，VREで汚染された食肉などの輸入などによって，今後も日本に入り込んでくるであろうと予想されます。

　VRE感染者のほとんどは保菌者であることから，何も症状がみられないことが多いのです。そのため，気づかない間に医療機関がVREに汚染されていたという状況は十分にあり得ることです。このような状況を防ぐために，日常から手指衛生を含んだ標準予防策を遵守しておくことが極めて大切です。

　VRE感染症を発症した患者には適切な抗菌薬が必要です。現在，リネゾリド，ダプトマイシン，チゲサイクリン，キヌプリスチン・ダルホプリスチン合剤などが利用できますが，これらの薬剤に対してVREがいつまでも感受性を保っているとは約束できません。

VRE感染症が少ない時点であれば，これらの薬剤の使用量も少なくて済むのですが，VRE感染症の患者が諸外国のように増加してくると，薬剤使用量も増加することとなり，耐性の問題が生じてきます。VRE治療薬の更なる開発も重要ですが，現在利用できる薬剤が今後も利用できる状況を続けるためには，やはり，日常的な標準予防策の遵守が大切ということになります。

ターゲット③
PRSP

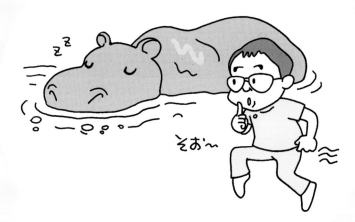

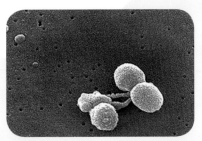

肺炎球菌（CDC ホームページより，ID #：265 http://phil.cdc.gov/phil/details.asp）

ターゲット③「PRSP」

1. PRSPを知る

1. PRSPとは

　肺炎球菌はどんな細菌なのでしょうか？　動物で例えるならば「カバ」とでもなるのでしょうか？　アフリカの湖で生息しているカバのことです。突拍子もない例えと思われるかもしれませんが，意外と当たっているのではないかと自負しています。

　カバは外見上，「とてもおとなしく動きが鈍い草食動物」といったイメージがあります。幼稚園のころ，動物園に見学に行くと，水の中にジッとしていてあまり動かないカバばかりでした。その近くにはカバの絵があり，ユーモラスなイメージを子どもに植え付けていました。しかし，カバは極めて獰猛であり，縄張りに入ってきた動物はライオンであれワニであれ攻撃するのです。動きも鈍くありません。時速40kmで走ることができるので，人間も逃げ切れません。毎年，多くの人々がカバによって命を落としているのです。

　どうして，肺炎球菌がカバなのでしょうか？　カバは湖の中や動物園の中で外敵が来なければ平和な生活を送っています。肺炎球菌

も多くの場合，鼻咽頭に住み着いて何ら悪さをせず，平穏に暮らしています。カバが興奮すると凶暴になるように肺炎球菌も，ときどき肺炎，急性鼻副鼻腔炎，急性中耳炎などを発症させ，稀に菌血症や髄膜炎といった重篤な感染症を呈することがあるのです。

　緑膿菌やアシネトバクター・バウマニは，抵抗力が低下した人をターゲットとする日和見病原体です。健康な人々での感染症はまずみられません。しかし，肺炎球菌は高齢者や免疫が低下した人ばかりでなく，抵抗力のある健康な人々でも感染症を呈することがあるのです。これはカバがライオンやワニに立ち向かっていくのに似ています。

　肺炎球菌がカバならば，**PRSP（ペニシリン耐性肺炎球菌：penicillin resistant *Streptococcus pneumoniae*）** は何でしょう？　それは「防弾チョッキを着たカバ」です。カバがヒトを襲ったときに，ライフルなどで撃退しようとしても防弾チョッキを着ていれば撃退できません。これは，肺炎球菌がヒトに髄膜炎のような重篤な感染症を呈した場合，ペニシリン系が効かないので治療に難渋するのに似ています。**PSSP（ペニシリン感受性肺炎球菌）** は「カバそのもの」，**PISP（ペニシリン低感受性肺炎球菌）** は「鎧を着たカバ」，**PRSP** は「防弾チョッキを着たカバ」なのです。

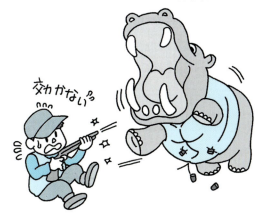

「防弾チョッキ」といっても科学的ではないので，ここで少し解説を加えたいと思います。肺炎球菌の分裂や増殖には細胞壁合成酵素が必要です。細胞壁が合成されなければ増殖できません。この酵素はペニシリン系を含むβラクタム系の

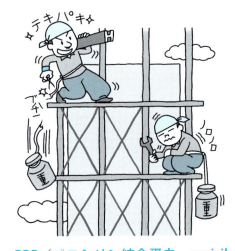

作用標的でもあることから，PBP（ペニシリン結合蛋白：penicillin-binding protein）とも呼ばれています。肺炎球菌には6種類のPBPがありますが，抗菌薬がPBPに結合すると細胞壁合成が阻害され，増殖できなくなります。これがβラクタム系の作用機序です。ところが，PRSPではPBPをコードする遺伝子に変異が生じ，アミノ酸が置換されてしまいました。その結果，ペニシリン系のPBPへの結合性が低下するので，肺炎球菌は細胞壁を合成できてしまうのです。すなわち，ペニシリン系存在下でもPRSPは増殖できるのです。

　少しわかりにくい話になってしまったので，例え話です。高層ビルの建築では多くの鳶職の人が働いています。鳶職は高い所での作業を専門とする職人のことです。どのような仕事をするかによって，「足場鳶（足場を設置する職人）」「重量鳶（重量物を据付ける職人）」「鉄骨鳶（鋼材をクレーンなどで吊り上げて組み立てる職人）」などに分けられるそうです。

細胞壁を高層ビル，鳶職をPBPと思ってください。鳶職が元気に仕事をしていれば，高層ビルは順調に仕上がっていきます。しかし，鳶職が仕事をできなくすれば高層ビルは完成しません。例えば，鳶職の人に50kgの重荷を紐で吊るせば動けなくなります。この重荷がペニシリン系ということになります。重荷によって，このまま鳶職が仕事をすることができなければ，高層ビルは完成することなく，朽ち果ててしまうでしょう。しかし，鳶職の人がナイフで重荷を切り落として身軽になれば仕事はできます。このように重荷をはねつける鳶職であれば高層ビルは完成します。そして，そのような鳶職を持っているのがPRSPなのです。

　もう一度，カバに話を戻します。肺炎球菌をカバに例えたことによって，カバの巨体ゆえに，肺炎球菌も大きな細菌と思われてしまうかもしれません。そのような誤ったイメージは避けたいと思います。肺炎球菌は0.5〜1.25μmの大きさのグラム陽性球菌です。特に大きなサイズではありません。そして，2個の細菌が対をなしています。すなわち，豆粒よりずっと小さな2匹のカバが寄り添っているという感じです。そして，莢膜（きょうまく）という厚い多糖体の衣を着ているのです。この莢膜多糖体の抗原性によって，90以上の**血清型**があります。この血清型についてはこれからの話に数多く出てきます。

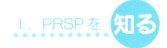

2. PRSPの疫学

　肺炎球菌の疫学を語る前に，血清型についてのお話が必要です。これには，肺炎球菌ワクチンが大きく関連することになります。すでに述べたように，肺炎球菌には90以上の血清型が知られています。90種類以上の莢膜という衣を着た肺炎球菌がいることになります。この場合，1種類の莢膜だけをまとっているのであって，平安時代の貴族の女性の十二単(じゅうにひとえ)のように何種類も同時に着るということはありません。赤い衣の人，青い衣の人，緑…というように，90種類以上の衣の中から1種類の衣を着ています。

　一人のヒトが同時に複数の血清型の肺炎球菌を保菌することがあります。これは決して，1つの肺炎球菌が複数の莢膜を着ているのではなく，1種類の莢膜を着ている肺炎球菌が何種類も鼻咽頭に住んでいるということです。赤い衣と黄色い衣の両方を着た人がいるのではなく，赤い衣を着た人と黄色い衣を着た人が住み着いているようなものと考えてください。

　ほとんどの血清型が感染症を引き起こすことができますが，実際には少数の血清型が肺炎球菌感染症を作り出しています。すなわち，

ターゲット①	ターゲット②	ターゲット③	ターゲット④
MDRA	VRE	**PRSP**	CRE

　赤い衣の人や黒い衣の人は悪さをするが，黄色や緑の衣の人は悪さをしないという感じです。このような悪さをする人に対抗するようにして**肺炎球菌ワクチン**が開発されています。

　「肺炎球菌感染症を引き起こす血清型で頻度が高いのは何か？」と言われても，今年と数年後では異なるかもしれません。現在，小児にも高齢者にも肺炎球菌ワクチンが推奨されていますが，接種率が増えてゆけば，ワクチンに含まれている血清型（ワクチンタイプ）が抑えられ，ワクチンに含まれていない血清型（非ワクチンタイプ）が増えてきます。そのため，現在の順位と今後の順位とは異なってくると思われます。ただし，非ワクチンタイプが増加するといっても，肺炎球菌感染症の減少の方が大きいので，全体の有効性を考えると，やはりワクチンの接種は必要です。

　米国において7価肺炎球菌ワクチン〔PCV 7（血清型：4, 6 B, 9 V, 14, 18C, 19F, 23F）〕が2000年以降にルーティンで使用されるようになってから，ワクチン接種した0〜2歳の小児での侵襲性肺炎球菌感染症が激減しました。しかし，2003年以降，非ワクチンタイプである19A型が出現しました。このように非ワクチンタイプがワクチンタイプに置き換わり，それが流行していく為には「非ワクチ

> **コラム**
>
> **血清型の名称**
> 　血清型は6 B, 14, 19F, 19A, 23Fなどと表現されています。番号は莢膜の検出順に振り分けられています。アルファベットについては，類似の血清型において最初に検出されたものがF（first），次にA,B,Cの順にアルファベットが付けられています。

ンタイプ株の選択」や「capsular switching（莢膜型変化）」が必要です。前者はワクチンタイプが抑制されることによって，非ワクチンタイプが選択されるというものです。後者は肺炎球菌が他の肺炎球菌や菌種からDNAを取り込み，染色体上で新たな莢膜多糖体遺伝子を取り入れて，莢膜血清型を変化させるというものです。

　肺炎球菌は自己融解酵素を産生し，DNAが漏出しやすい細菌です。しかも，外部のDNAを取り込んで自分のものにしてしまう能力に長けている細菌なのです。莢膜多糖体遺伝子はPBPをコードする遺伝子（*pbp*1aと*pbp*2x遺伝子）に挟まれているため，これら全体を含んだ遺伝子組み換えがみられると莢膜血清型の変化のみならず，βラクタム系への耐性も生じるといった問題もあります。

　それでは，肺炎球菌は普段は何処に住み着いているのでしょうか？　それはヒトの鼻咽頭です。肺炎球菌はエアロゾルによってヒトからヒトに伝播し，成人の5〜70％が鼻咽頭に保菌しています。保菌率は集団や状況で左右され，小児のいない成人ではわずか5〜

コラム

肺炎球菌ワクチンはどうして有効か？

肺炎球菌ワクチンはどうして有効なのでしょうか？　肺炎球菌には莢膜が存在するのでマクロファージや好中球などによる貪食から逃れることができます。しかし，莢膜に特異的抗体が結合すると，Fcレセプターを介したオプソニン作用（微生物に抗体や補体が結合して，食細胞に取り込まれやすくなる現象）により貪食されやすくなります。また，補体を活性化して菌体を破壊します。このように，莢膜に対する抗体は感染防御として作用するので，そのような抗体を産生するワクチンは有効なのです。

10%が保菌しているに過ぎません。一方，学校や児童養護施設では25〜50%の人が保菌しています。米国の軍事施設では隊員の50〜60%も保菌しています。保菌期間は様々であり，成人では4〜6週間程度ですが，小児は成人よりも長期に保菌しています。小児は保菌期間が長いのみならず，保菌率が成人より高いことが知られています。幼児は家庭に新しい血清型を持ち込みます。また，無症状の小児の保菌がPRSPの保存庫となっています。それでは肺炎球菌を保菌している人がその肺炎球菌による感染症を呈するのかというとそうではありません。肺炎球菌感染症は保菌している血清型とは異なる血清型を獲得することによって発症することが多いことが観察されています。

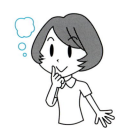

I. PRSPを知る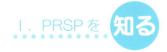

3. PRSPの検出方法

　肺炎球菌感染症の治療に使用される抗菌薬はペニシリン系です。しかし，ペニシリン系に耐性の肺炎球菌が出現したため，感染臓器やペニシリン感受性に合わせて治療方針を決定する必要が出てきました。肺炎球菌はベンジルペニシリンへの感受性によって下記の3つに分かれます。

PSSP：ペニシリン感受性肺炎球菌
　　　（penicillin susceptible *Streptococcus pneumoniae*）
PISP：ペニシリン低感受性肺炎球菌
　　　（penicillin intermediately resistant *S. pneumoniae*）
PRSP：ペニシリン耐性肺炎球菌
　　　（penicillin resistant *S. pneumoniae*）

　肺炎球菌の感受性の定義は，もともとは髄膜炎を対象としていて，髄液中の有効薬剤濃度に関連したものでした。髄液での薬剤濃度は，血漿や肺胞での濃度と比較すると著しく低いので，髄液での濃度では耐性かもしれない肺炎球菌であっても急性中耳炎，急性鼻副鼻腔

炎，肺炎ならば感受性を示すということが知られていました。すなわち，PRSP であると判断されていてもペニシリン系が有効であり，臨床現場において PRSP にペニシリン系が頻用されているという矛盾がありました。そのような背景もあり，2008年に **CLSI**（**Clinical and Laboratory Standards Institute**：米国臨床検査標準委員会）は肺炎球菌のベンジルペニシリンに対する感受性の定義を変更し，「髄膜炎」と「髄膜炎以外の感染症」に分けました。

- **従来の定義**
  PSSP　MIC ≦0.06 μg/mL，PISP　MIC＝0.12〜1 μg/mL，
  PRSP　MIC ≧2 μg/mL

- **改訂された定義（2008年）**
  ［髄膜炎以外の感染症］
  　PSSP　MIC ≦2 μg/mL，PISP　MIC＝4 μg/mL，
  　PRSP　MIC ≧8 μg/mL
  ［髄膜炎］
  　PSSP　MIC ≦0.06 μg/mL，PRSP　MIC ≧0.12 μg/mL

すなわち，PRSP といっても髄液から検出されたのか，髄液以外から検出されたものかによってベンジルペニシリンの MIC 値が異なるのです。公的に認められたダブルスタンダードということです。その結果，肺炎球菌における耐性菌の割合について下記のように興味深いことが見えてきます。

● 院内感染対策サーベイランス 検査部門（2013年1月～12月 年報）
・髄液検体以外（n=26,932）：PSSP 97.4%，PISP 2.2%，PRSP 0.5%
・髄液検体（n=97）：PSSP 52.6%，PRSP 47.4%

　これをみると髄膜炎以外の感染症を呈したPRSPの割合が0.5%であるのに対して，髄膜炎では47.4%ということになります。しかし，PRSPが髄膜炎を呈しやすいということではありません。ベンジルペニシリンのMIC値が同じであっても，髄膜炎を引き起こした場合にはPRSPと呼ばれ，肺炎や菌血症を引き起こした場合にはPSSPと言われるからです。これはガリバーが「巨人の国」では小人と言われ，「小人の国」では巨人と言われたことに似ています。ガリバーの身長には変わりはないのですが，滞在する場所によって呼ばれ方が異なったのです。しかし，明らかなことは髄膜炎患者の髄液検査にてグラム染色が肺炎球菌を示唆した場合，約半数がPRSPとして抗菌薬を選択する必要があるということです。

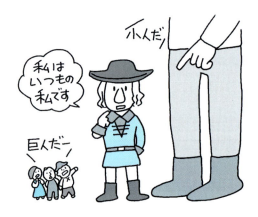

I. PRSPを知る

4. リスクファクター

　リスクファクターについて考えるときには「PRSPに感染するリスクファクター」のみならず，「肺炎球菌感染症を発症するリスクファクター」についても考慮する必要があります。

PRSPに感染するリスクファクター

　PRSP感染者や保菌者に曝露することによってPRSPに感染するので，多くの人々が長期間住んでいるところに滞在することはPRSP感染のリスクファクターとなります。したがって，デイケア，ナーシングホーム，長期療養施設，ホームレスシェルターに過去に滞在した日数はPRSPの感染に関連しています。また，他の耐性菌と同様に「抗菌薬の使用歴（過去3ヵ月以内に1日以上の投与）」もリスクファクターとして挙げられます。呼吸器感染症に最近罹患したこともリスクファクターとなっています。

肺炎球菌感染症を発症するリスクファクター

　肺炎球菌（PRSPを含む）を保菌している人すべてが何らかの感

染症を発症することはなく，特定のリスクのある人が（侵襲性）肺炎球菌感染症を発症します。

●インフルエンザ

インフルエンザに罹患すると二次性肺炎球菌性肺炎に罹患しやすくなります。ウイルスによって活性化された呼吸器上皮細胞において，肺炎球菌の接着のためのレセプターが過剰発現しているからと言われています。侵襲性肺炎球菌感染症もまた，インフルエンザウイルスやRSウイルスのような呼吸器ウイルス感染症によって増加する可能性があります。

●アルコール中毒

アルコール中毒もまた肺炎球菌感染症のリスクファクターですが，「現在のアルコール中毒（毎日のアルコール消費量：男性 >80g, 女性 > 60g）である」だけではなく，「過去にアルコール中毒であった（アルコールを止めてから1年以上経過）」もリスクファクターとなります。

●喫煙

喫煙者は非喫煙者よりも侵襲性肺炎球菌感染症に罹患する危険性が4倍高いという報告があります。また，喫煙量と侵襲性肺炎球菌感染症の危険性の間にもかなりの関連性が観察されています。しかし，禁煙すればその危険性が減少していきます。1件の研究による

と，侵襲性肺炎球菌感染症の危険性は，禁煙後は毎年約14%ずつ減少し，約13年で喫煙歴のない人と同程度になると推測されています。このように喫煙は侵襲性肺炎球菌感染症のリスクファクターですが，受動喫煙もリスクファクターとなっています。

● **慢性閉塞性肺疾患および喘息**

　慢性閉塞性肺疾患の患者は肺炎球菌性肺炎による入院率が高いことが知られています。一方，喘息患者でのリスクについてのデータは一定していません。喘息患者は非喘息患者より肺炎球菌感染症のリスクは2倍であるという報告もありますが，喘息は肺炎球菌性肺炎の入院率を増加させないというデータもあります。

● **脾臓機能低下もしくは脾臓摘出術**

　脾臓は肺炎球菌を含む莢膜性病原体による感染から宿主を守っています。脾臓の機能には「抗体産生」「補体副経路の活性」「非オプソニン化粒子の貪食」といったものが関連しています。それゆえ，脾臓の外科的切除（外傷，治療など）もしくは脾機能低下症（鎌状赤血球症，サラセミア，リンパ増殖性疾患，骨髄移植および全身照射）は肺炎球菌感染症のリスクを増加させます。したがって，脾臓摘出術を受けた患者は肺炎球菌ワクチンを接種すべきです。脾臓摘出術が予定されているならば，少なくとも手術の2週間前（できれ

ば1ヵ月前)には肺炎球菌ワクチンを接種すべきです。

●免疫不全

　HIV感染者は非HIV感染者に比べて，侵襲性肺炎球菌感染症の危険性が50〜100倍高くなります。その他の免疫不全もまた肺炎球菌感染症のリスクを増加させます。原発性免疫不全症候群の患者では，B細胞欠損が最もリスクが高いといわれています。多発性骨髄腫，SLE（全身性エリテマトーデス），移植患者（特に慢性移植片対宿主病を合併している骨髄移植患者）もまた高リスクとなります。

●その他

　ホームレス，刑務所，クラックコカイン使用者，渦巻管インプラント，髄液漏出のある人も肺炎球菌感染症のリスクがあります。

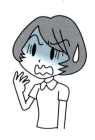

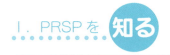

5. PRSP 感染症

　肺炎球菌（PRSP を含む）による感染症には肺炎，急性鼻副鼻腔炎，急性中耳炎，髄膜炎，菌血症などがあります。これらの中で本来は病原体が存在しない体の部分（血液や髄液など）に病原体が侵入した状況を「**侵襲性肺炎球菌感染症**」といいます。髄膜炎や菌血症は侵襲性肺炎球菌感染症です。感染症法では，侵襲性感染症のうち，肺炎球菌が髄液または血液から検出された感染症を「侵襲性肺炎球菌感染症」と定義し，平成25年4月1日から5類全数報告疾患の届出対象としました。届出基準としての検査方法は下記となります。

- 髄液・血液：分離・同定によって肺炎球菌が検出された場合
- 髄液・血液：PCR 法によって肺炎球菌の遺伝子が検出された場合
- 髄液：ラテックス法またはイムノクロマト法によって肺炎球菌抗原が検出された場合

急性中耳炎・急性鼻副鼻腔炎

　急性中耳炎は乳幼児期に好発します。原因菌には肺炎球菌，インフルエンザ菌，モラクセラ・カタラーリスがあります。乳幼児がウ

イルス性感冒に罹患したあとに突然の発熱，耳痛，耳漏がみられれば急性中耳炎を疑います。急性鼻副鼻腔炎の原因菌もまた乳幼児では肺炎球菌，インフルエンザ菌，モラクセラ・カタラーリスが多くみられます。症状は鼻閉，鼻汁，鼻汁の流れ込みによる咳，頭痛，顔面圧痛などです。普通，ウイルス性の急性鼻炎に引き続いて副鼻腔炎となります。

肺炎

　肺炎球菌による肺炎は，保菌者が持っている菌とは異なる血清型の菌を獲得することによって発症することが多いことが知られています。そして，吸い込んだ肺炎球菌の菌量が宿主の気道の防御システムを上回ったときに肺炎を発症します。実際，肺炎球菌の菌量と肺炎発症の関連をウサギモデルにて調べた研究がありますが，この研究では10^5個を超える肺炎球菌を投与すると90％以上のウサギが肺炎を引き起こし，それ以下の菌量であると発症率は20％未満でした。

　肺炎球菌による肺炎の症状は突然の発熱，寒気，悪寒です。その他に多くみられる症状は胸膜炎性胸痛，粘液膿性のさび色の喀痰を伴った咳，呼吸苦，頻呼吸，低酸素，頻脈，倦怠感，虚弱です。吐き気，嘔吐，頭痛がみられることもありますが，その頻度は少ないです。肺炎随伴性胸水，膿胸，壊死性肺炎，副鼻腔炎などを合併することもあります。

　年齢が増すにつれて，肺炎球菌性肺炎に罹患しやすくなります。

高齢者では症状が非典型的となり，混乱やせん妄が唯一の症状のこともあります。また，黄疸がみられて，肝胆道系疾患を疑わせるようなことも稀にあります。肺炎球菌性肺炎は，菌血症もしくは膿胸を合併しなければ侵襲性肺炎球菌感染症とは考えません。

　肺炎球菌は市中感染肺炎の最も多い原因菌ですが，わずか5〜18％で菌が同定されるに過ぎません。市中肺炎に肺炎球菌の菌血症を合併している患者でさえ，約50％は喀痰培養が陰性となっています。したがって，培養陰性の市中感染肺炎の多くが肺炎球菌によるものと推測されます。

侵襲性肺炎球菌感染症

　侵襲性肺炎球菌感染症は新しい血清型を獲得することによって発症し，1〜3日の潜伏期で発症するのが一般的です。65歳以上，2歳未満，基礎疾患のある人（HIV感染など）で侵襲性肺炎球菌感染症の頻度が最も高くなります。特定の血清型（1型，5型，7型）は無症状保菌者でよくみられる血清型（3型，6A型，15型）よりも侵襲性肺炎球菌感染症に60倍もなりやすいことが知られています。逆に，侵襲性肺炎球菌感染症の患者で最も高頻度で分離される血清型は，無症状保菌者では最も低い頻度の血清型であるといえます。ただ，死亡率は血清型に影響されず，65歳以上，免疫不全，基礎疾患の重症度といった宿主の条件に左右されます。

● 菌血症

　肺炎球菌性肺炎の患者の25〜30％で菌血症がみられます。致死率は約15％ですが，高齢者では60％と高くなります。無脾症の人が菌血症を合併すると劇症型の臨床経過を辿ることがあります。妊婦，ホームレス，受刑者も菌血症を合併しやすいことが知られています。菌血症は肺炎球菌性肺炎の結果として発症しますが，肺炎がなくても菌血症を発症することがあります。菌血症を合併すれば，二次合併症である関節炎，髄膜炎，心内膜炎を呈することがあります。

● 髄膜炎

　肺炎球菌による髄膜炎は細菌性髄膜炎の13〜19％を占めています。肺炎球菌性髄膜炎の患者の一部は肺炎も合併しています。症状としては頭痛，嗜眠，嘔吐，興奮，発熱，項部硬直，脳神経症状，痙攣，昏睡などがあります。致死率は10％ですが，高齢者では高くなります。また，生存したとしても神経学的後遺症が多くみられます。蝸牛管移植の患者では肺炎球菌性髄膜炎の危険性が高いことが知られています。髄膜炎は肺炎球菌の菌血症に合併する最も高頻度かつ重症の合併症です。

ターゲット③「PRSP」

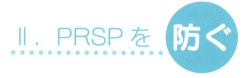

（1）PRSP の感染対策
1. 感染経路の遮断方法

　肺炎球菌は気道飛沫を介してヒトからヒトに伝播していきます。そのため，飛沫に焦点を合わせて感染対策を実施することになります。

● **肺炎球菌感染症を発症した患者**
　肺炎などの症状のある患者には咳エチケットを実施してもらいます。咳嗽などで飛沫を周辺に飛び散らせることを避けるためです。また，そのような患者をケアする医療従事者はサージカルマスクを装着します。やはり，飛沫を吸い込まないようにするためです。肺炎球菌感染症での感染性期間（他の人に病原体を伝播する期間）は不明ですが，呼吸器分泌物に病原体がみられる限り，伝播は発生しうると考えられます。
　このような飛沫への対応は大変重要ですが，もう一つ忘れてはならないことは手指衛生です。これは患者も医療従事者も必ず実施し

てほしい感染対策です。例えば，急性中耳炎の小児をケアしたとします。そのときに小児の唾液が手指に付着することがあります。そのまま，手指衛生を実施しないと，無意識のうちに手指が自分の鼻腔などに触れたときに肺炎球菌が伝播するのです。手指衛生によって，このような手指を介した伝播を防ぐ必要があります。

●肺炎球菌の保菌者

　すでに述べたように，咳嗽や発熱といった症状のある患者には咳エチケットをしてもらい，医療従事者はサージカルマスクを装着するという対応ができます。しかし，保菌者であれば何も症状がみられないので，咳エチケットが実施されることはありません。また，保菌者に接触する医療従事者もサージカルマスクを装着することはありません。そのため，保菌者から周辺の人への肺炎球菌の伝播を防ぐことは難しいといえます。もちろん，日常から手指衛生を徹底することによって，伝播を抑えることはできますが，もう一工夫したいものです。

　最近，肺炎球菌結合型ワクチンが利用できるようになりました。これは65歳以上の高齢者および生後2ヵ月～6歳未満の小児に接種できます。このワクチンの小児への接種により接種者のみならず，ワクチン未接種者にも間接効果がみられています。実際，小児での侵襲性肺炎球菌感染症が減少したことに加えて，高齢者でも侵襲性肺炎球菌感染症が減少しています。

すなわち，咳嗽や発熱などの症状のある発症者にはサージカルマスクを中心とした感染対策を実施し，何ら症状のない保菌者については日常的な手指衛生に加えて，肺炎球菌結合型ワクチンの接種によって保菌状態を解消し，肺炎球菌の伝播を防ぐことが有用です。

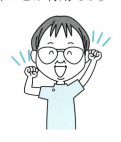

II. PRSPを防ぐ

(1) PRSPの感染対策
2. 標準予防策（＋飛沫予防策）

　一般的に，肺炎球菌による肺炎，急性中耳炎，急性鼻副鼻腔炎の患者は標準予防策にて対応します。飛沫への対応が大切であることから，患者が咳をしているときにはサージカルマスクを装着してケアします。そして，日常的に手指衛生をおこないます。患者も**咳エチケット**を実施して周辺の人々に肺炎球菌を伝播しないようにします。このような対応はPRSPであっても変わりありません。

　ただし，病棟や病室内において肺炎球菌が伝播しているというエビデンスが得られたならば，**飛沫予防策**を実施する必要があります。標準予防策でも飛沫予防策でもサージカルマスクを用いることになるのですが，最大の違いは「標準予防策では必要に応じてサージカルマスクを装着する」「飛沫予防策では病室に入室するときには必ずサージカルマスクを装着する」というものです。もう少しわかりやすく説明すると，標準予防策でのサージカルマスク装着の実施の有無は医療従事者の判断の影響を受けます。それゆえ，装着する必要がないと判断されればサージカルマスクは装着されません。しかし，飛沫予防策では医療従事者の判断は必要なく，入室時には必ず

ターゲット①	ターゲット②	ターゲット③	ターゲット④
MDRA	VRE	**PRSP**	CRE

サージカルマスクを装着します。

　MDRP，MDRA，VRE のような多剤耐性菌では接触予防策を早期に用いる必要があります。MRSA では標準予防策で対応し，患者の状況に応じて，もしくは，アウトブレイクがみられた場合に接触予防策を実施します。PRSP では接触予防策は必要なく，必要時に飛沫予防策を用いることになります。しかし，ほとんどの場合，標準予防策にて対応できるので，飛沫予防策はかなり例外的な状況で用いることになります。

> **ワンポイントアドバイス**
>
> **飛沫予防策**
>
> 　飛沫予防策は患者が咳やくしゃみをしたときに口や鼻から飛び散る飛沫が他の人の呼吸器や粘膜に接触して病原体が伝播するのを防ぐための感染対策です。患者は個室に入室させるのが原則ですが，病室の特別な空気の処理や換気の必要はありません。個室が足りなければ，その患者を同じ病原体を発症または保菌している別の患者と同じ病室に入室させても構いません。飛沫予防策では，病室入室時に，サージカルマスク (N95マスクの必要はない) を装着します。

II. PRSPを防ぐ

（1）PRSPの感染対策
3. アウトブレイクを抑制する

　肺炎球菌感染症の院内のアウトブレイクを防ぐためには，標準予防策を徹底することが大切です．具体的には，日常的な手指消毒と必要時のサージカルマスクの装着となります．しかし，肺炎球菌（PRSPを含む）は市中で流行するため，一般市民への咳エチケットの啓発も大切です．これに加えて，肺炎球菌ワクチンの接種もアウトブレイクを抑制するために有用です．

　肺炎球菌ワクチンには23価肺炎球菌莢膜多糖体ワクチン（PPSV23：pneumococcal polysaccharide vaccine）［ニューモバックス®NP］と13価肺炎球菌結合型ワクチン（PCV13：pneumococcal conjugate vaccine）［プレベナー13®］があります．PPSV23は23種類の肺炎球菌による侵襲性感染症を予防するワクチンであり，65歳以上のすべての成人および2歳以上のハイリスクの人々に推奨されます．また，19～64歳の喫煙者もしくは喘息患者にも推奨されています．肺炎球菌は90以上の血清型のどれかが感染症を引き起こすので，過去の肺炎球菌感染症の既往が将来の感染から人を必ず守ることはありません．それゆえ，肺炎球菌感染症を経験したことが

あっても，ワクチンを接種することが推奨されます。ただし，PPSV23は2歳未満には接種できません。莢膜多糖体は2歳未満の小児には免疫源性がないからです。

　PCV13は肺炎球菌莢膜多糖体を無毒性変異ジフテリア毒素に結合させて製造した肺炎球菌結合型ワクチンです。結合型ワクチンであるということから，T細胞依存性抗原として機能するので免疫記憶が成立します。そのため，ブースター効果（自然感染もしくは予防接種によって体内で一度作られた免疫が，再感染あるいは再接種によって，さらに免疫機能が高まること）を誘導できます。また，メモリーB細胞を誘導するので肺炎球菌に感染したときに，迅速な二次応答が可能です。PCV13は65歳以上の成人に加えて，月齢2ヵ月以上6歳未満の小児に接種可能です。小児にPCV13を接種することによって小児のみならず，65歳以上の人々での侵襲性肺炎球菌感染症が減少することが確認されています。おそらく，保菌または発症している小児に濃厚接触する高齢者が間接的に守られるからであろうと推定されています。

　したがって，小児にPCV13を接種し，高齢者にはPCV13およびPPSV23を接種して侵襲性肺炎球菌感染症から防御することが有用です。このようにして日常的に肺炎球菌ワクチンを接種してアウトブレイクを防ぐことが大切ですが，アウトブレイクが発生してしまった場合の対応も用意しておかなければなりません。この場合は鼻咽頭の保菌を駆逐することが大切です。リファンピシンおよびオフロキサシンを1週間投与することで多剤耐性株のアウトブレイク

を制御したという報告があるので，必要時にはこれらの抗菌薬を利用することになります。

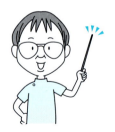

ターゲット① MDRA ターゲット② VRE **ターゲット③ PRSP** ターゲット④ CRE

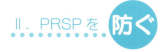

Ⅱ. PRSPを防ぐ

（1）PRSPの感染対策

4. 看護ケアのポイント

　健康人が肺炎球菌を鼻咽頭に保菌していることがあります。当然のことながら，肺炎球菌感染症に罹患している患者の鼻咽頭にも肺炎球菌が生息していると考えるのが妥当です。肺炎球菌は発症者や保菌者の呼吸飛沫を介してヒトからヒトに伝播するので，看護ケアでは特に飛沫を防御する感染対策が重要です。ここでは肺炎球菌感染症に罹患している患者の看護ケアのポイントを列挙します。

標準予防策

- 基本的に肺炎球菌感染者は標準予防策にてケアします。肺炎や急性中耳炎のみならず，侵襲性肺炎球菌感染症（髄膜炎，菌血症）の患者も標準予防策にて対応します。

- 標準予防策では病室に入室するときに個人防護具を必ず装着するということはありませんが，患者から飛沫曝露を受ける可能性がある場合にはサージカルマスクを装着します。また，喀痰吸引や挿管などが必要となり，飛沫によって衣類が汚染する可能性があ

ればガウンを装着します。

- 患者が肺炎を合併しているときには咳嗽がみられることがあります。この場合，肺炎球菌を含んだ飛沫が周囲2mの距離まで飛散することがあるので，患者は咳エチケットを実施します。ただし，病室に誰もいなければ患者はサージカルマスクを装着する必要はありません。

飛沫予防策

- 病室内もしくは病棟内で肺炎球菌の伝播が確認された場合には飛沫予防策を実施します。患者は個室隔離し，個室が足りなければコホーティングします。

- 飛沫予防策を実施する場合，飛沫予防策の必要性を患者および患者家族に説明し，協力してもらいます。また，医療従事者にも説明し，飛沫予防策の遵守率を上げるようにします。

- 病室に入室する面会者の数は必要最小限とし，十分な教育（適切なサージカルマスクの着用，手洗いなど）をしてから入室を許可します。

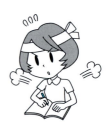

ターゲット①	ターゲット②	ターゲット③	ターゲット④
MDRA	VRE	**PRSP**	CRE

II. PRSP を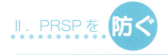防ぐ

（2）PRSP による被害を最小限に抑える
1. PRSP と抗菌薬

　PRSP であっても，ペニシリン系で治療は可能です。ただし，ペニシリン系は増量して治療します。このような増量による治療方針はセファロスポリン系やカルバペネム系でも可能です（セフロキシムはセファロスポリン系に耐性の肺炎球菌性肺炎の患者での死亡率が高いので使用しません）。抗菌薬の増量という治療方針はマクロライド系やフルオロキノロン系については議論のあるところです。そして，テトラサイクリン系や ST 合剤では増量投与は適用できません。投与量を増やしても耐性を克服できないからです。

　一般に，肺炎球菌感染症（髄膜炎以外）の抗菌薬治療ではアモキシシリンが頻用されています。腸管からの吸収が良好だからです。また，髄膜炎の場合にはセフトリアキソン（CTRX）が用いられます。髄液の移行が良好だからです。セフトリアキソン50 mg/kg を静脈投与すれば血清濃度は250μg/mL，髄液には 2 ～ 5 μg/mL まで到達します。セフトリアキソンの血流での薬剤濃度の半減期は 6 時間なので肺炎球菌感染症（髄膜炎以外）では，成人では 1 g のセフトリアキソンを24時間毎に投与すれば高度耐性（CTRX MIC > 4 μg/mL）でない限り，有効な濃度となります。しかし，肺炎球菌の薬剤感受性が「ベンジルペニシリン（PCG）MIC ＞ 2μg/mL，CTRX MIC ＞ 2μg/mL」であればペニシリン系やセフトリアキソンは用いません。「PCG MIC ＞ 2μg/mL」であっても「CTRX MIC ＜ 2μg/mL」のことがあるので，その場合にはセフトリアキソンを用いることができます。

　髄膜炎ではセフトリアキソン感受性菌（CTRX MIC ＜ 1μg/mL）であれば，2gを12時間毎に投与すればよいのですが，低感受性（CTRX MIC ＝ 2μg/mL）や耐性（CTRX MIC ＞ 4μg/mL）であれば，セフトリアキソンにバンコマイシンを加えることになります。髄膜炎は適切な抗菌薬が迅速に投与されなければ死亡したり，後遺症を残したりします。そのため，肺炎に髄膜炎を合併している患者では抗菌薬感受性を待っている間は，セフトリアキソンにバンコマイシンを加える必要があります。

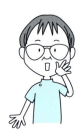

II. PRSPを防ぐ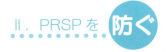

(2) PRSPによる被害を最小限に抑える

2. PRSP感染症の治療

● 侵襲性肺炎球菌感染症以外

　急性中耳炎，急性鼻副鼻腔炎，肺炎では抗菌薬は基本的にペニシリン系を用いますが，PRSPでは増量して治療します。この場合，ファロペネムやセフトリアキソンを用いることがあります。高度耐性菌（PCG MIC > 4 μg/mL）による感染症の場合にはバンコマイシンを併用しますが，これは3〜5日を超えないようにし，肺炎球菌がβラクタム系に感受性があればバンコマイシンは中止します。菌血症を合併している肺炎では，βラクタム系にマクロライド系を加える方がβラクタム系の単独投与よりも予後が良好です。これはマクロライド系の抗炎症効果によるものと推測されています。治療期間は5〜7日となりますが，重症患者では解熱期間が3〜5日となるまで治療を続けます。ただし，肺炎球菌性肺炎の患者の一部では臨床的に改善しているにもかかわらず，数日間の微熱（38℃以下）が続くことがあります。

● 侵襲性肺炎球菌感染症

　侵襲性肺炎球菌感染症では発症当初は髄膜炎の合併の有無を確定的に除外できないことが多く，治療の最初の72時間での死亡率が高いので，PRSPも考慮してバンコマイシンをセフトリアキソンに加えて当初から投与します。この場合，バンコマイシンのトラフ値は15〜20μg/mLとします。併用療法は3〜5日を超えないようにし，薬剤感受性結果が判明したら単剤治療に切り替えます。肺炎球菌がPSSPであればバンコマイシンは中止となりますが，PISPやPRSPであればバンコマイシンは全治療コースで継続することになります。適切な治療にもかかわらず血液培養が持続的に陽性の場合には心内膜炎を疑います。

　菌血症では抗菌薬として基本的にペニシリン系を用いますが，PRSPでは増量して治療します。この場合，セフトリアキソンやバンコマイシンを用いることがあります。治療期間は初感染部位，宿主の免疫状態，化膿性病変の有無，治療に対する患者の反応によって左右されますが，一般的に菌血症では10〜14日の治療期間となります。

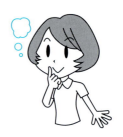

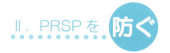

PRSP 感染対策
今後の展望

　近年，肺炎球菌結合型ワクチンが利用できるようになってから，小児での肺炎球菌性髄膜炎が激減しました。また，小児に接種することによって高齢者を守るという間接的な効果もみられています。肺炎球菌性髄膜炎の半数近くが PRSP によって引き起こされていることを考えると，PRSP 対策として肺炎球菌ワクチンは極めて有効な手段といえます。

　確かに，肺炎球菌結合型ワクチンの接種によってワクチンに含まれている血清型（ワクチンタイプ）による保菌や感染症は減少しますが，ワクチンに含まれていない血清型（非ワクチンタイプ）が増加してくるという問題があります。そのような事象に対して，肺炎球菌結合型ワクチンの血清型の数を増やすことによって対応してきました。例えば，7価を13価に切り替えるといったものです。しかし，血清型を増やしたとしても，結局は非ワクチンタイプの肺炎球菌が増加することになります。この問題に対する解決策として，血清型特異的な莢膜多糖体抗原ではなく，すべての血清型に共通な表面蛋白抗原を対象としたワクチンの開発が望まれます。

■肺炎球菌の接種歴のない65歳以上の人

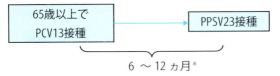

■65歳以上でのPPSV23の接種歴のある人

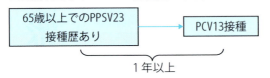

■65歳未満でのPPSV23の接種歴があり，現在65歳以上の人

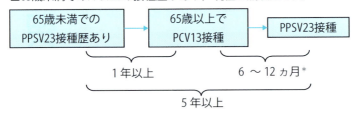

＊PCV13とPPSV23の連続投与での最短期間は8週間である。PPSV23はこの時間枠で投与できなければ，PCV13接種後6〜12ヵ月以降でも投与できる。

図1．65歳以上の成人におけるPCV13およびPPSV23の連続投与と推奨間隔

(Tomczyk S et al : Use of 13-valent pneumococcal conjugate vaccine and 23-valent pneumococcal polysaccharide vaccine among adults aged ≥65 Years: Recommendations of the Advisory Committee on Immunization Practices (ACIP). http://www.cdc.gov/mmwr/preview/mmwrhtml/mm6337a4.htm より引用改変)

そのようなワクチンが開発されるまでは，どうすればよいのでしょうか？　すでに，小児にはPCV13が接種されているのですが，侵襲性肺炎球菌感染症のハイリスクである高齢者にはPCV13およ

びPPSV23を接種することが大切です。2014年9月，**米国予防接種諮問委員会（ACIP：Advisory Committee on Immunization Practices**）は65歳以上の成人に対してPCV13およびPPV23の接種を推奨しています（**図1**）。

　現在，肺炎球菌ワクチンの公費助成により，接種率の向上が期待されています。小児ではPCV13，65歳以上の成人にはPCV13およびPPSV23の組み合わせによって肺炎球菌（PRSPを含む）による感染症を防ぐことが大変重要と思われます。

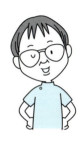

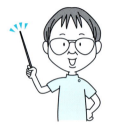

ターゲット④
CRE

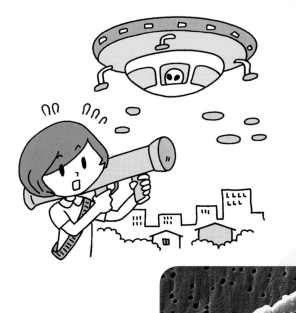

肺炎桿菌(CDCホームページより,ID#:6834 http://phil.cdc.gov/phil/details.asp)

ターゲット④「CRE」

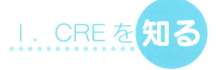

1. CREとは

　20年程前に宇宙人が地球を攻めてくるという映画がありました。直径24kmにも及ぶ円盤型の宇宙船が世界中の大都市を破壊していました。米軍の戦闘機がミサイルなどを宇宙船に打ち込んでもビクともしなかったため，大統領が核兵器の使用を許可したのです。そして，核兵器によって宇宙船への攻撃が開始されました。核爆発で宇宙船は大破したと思いきや，粉塵の中から無傷の宇宙船がでてきたため，大統領らは絶望したのです。最終的には，地球を周回している宇宙船の母船にコンピューターウイルスを送り込み，防御システムを無力化することによって人類は勝利したというハッピーエンドでした。もし，コンピューターウイルスによる反撃ができなかったら，人類は滅亡していたであろう映画でした。

　この宇宙船は機関銃，大砲，ミサイルのみならず，核兵器にも耐えることができました。これを抗菌薬や耐性菌に例えると，この映画で使用された核兵器がカルバペネム系，そして，それによる攻撃

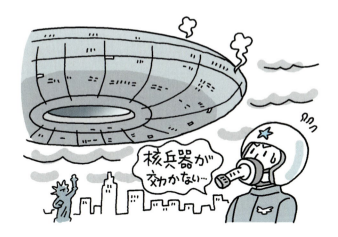

　でも破壊されなかった宇宙船が「**カルバペネム耐性腸内細菌科細菌（CRE：carbapenem-resistant *Enterobacteriaceae*）**」というイメージになります．この映画では1つの惑星からやってきた宇宙人による地球攻撃ですが，CRE については，複数の惑星からの複数の宇宙人軍団による世界攻撃の様相です．

　まず，腸内細菌科細菌について解説したいと思います．よく，「**腸内細菌**」と「**腸内細菌科細菌**」が混同されるからです．ここで強調したいことは「腸内細菌≠腸内細菌科細菌」ということです．腸内細菌はヒトの消化管に共生している微生物の集団のことです．そして，そのほとんどがバクテロイデス属を代表とした偏性嫌気性菌（酸素がない状況でのみ生育できる細菌）です．一方，腸内細菌科細菌は①グラム陰性桿菌である，②通常の培地でよく発育する，③通性嫌気性菌（酸素の有無にかかわらず生育できる細菌）である，④ブドウ糖を発酵する，などの条件を満たさなければなりません．

腸内細菌科細菌にはクレブシエラ属，大腸菌，セラチア属，プロテウス属，サルモネラ属などが含まれます。実際には，大腸に生息している細菌のほとんどがバクテロイデス属を代表とした偏性嫌気性菌であり，大腸菌などの腸内細菌科細菌は全体の1％にも満たないのです。腸球菌はグラム陽性球菌なので腸内細菌科細菌ではありません。また，緑膿菌はブドウ糖非発酵グラム陰性桿菌なのでやはり，腸内細菌科細菌には属さないのです。一般に腸内細菌科細菌は無害ですが，院内感染によって尿路感染症，呼吸器感染症，菌血症，手術部位感染症などを引き起こすことがあります。

　CREはその名の通り，広域抗菌薬の代表ともいえるカルバペネム系に耐性となった腸内細菌科細菌のことです。腸内細菌科細菌というからには，クレブシエラ属や大腸菌など様々な細菌が含まれますが，実際にはCREの多くは肺炎桿菌であり，次いで大腸菌です。これらは**カルバペネマーゼ**というカルバペネム系のみならず，フルオロキノロン系やアミノグリコシド系などの他の抗菌薬も不活化する酵素を出しているのです。

　ここで宇宙人の話に戻りますが，先ほど，「映画では1つの惑星からやってきた宇宙人」という表現をしたのですが，CREでは「肺炎桿菌惑星人」や「大腸菌惑星人」などの複数の宇宙人の攻撃です。そして，核兵器にも耐える防御能（カルバペネマーゼ）も1つではなく，複数の種類があるのです。米国では**KPC型**，欧州では**OXA48型**，そして，インドやパキスタン地域では**NDM型**のカルバペネマーゼを装備した宇宙人が人類を攻撃しているのです。最近は

NDM型が中東やバルカン諸国を介して世界中に配備されてきています。

　すなわち，CREというのはMDRPやMRSAのように特定の菌種が耐性化したものではなく，腸内細菌科細菌（特に，肺炎桿菌と大腸菌）がカルバペネマーゼを放出して，耐性となっている集団なのです（カルバペネマーゼを産生しなくてもCREになることもありますが，それは後ほど…）。そして，カルバペネマーゼにはKPC型，OXA48型，NDM型などがあるのです。

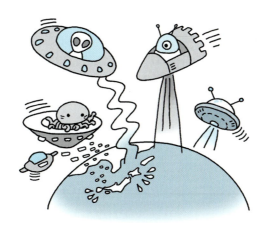

I．CREを知る

2. CREの疫学

　宇宙人に関連する話が続きます。未確認飛行物体（UFO：unidentified flying object）にはアダムスキー型・円盤型・皿型・球型・半球型などいろいろな型があります。CREが産生するカルバペネマーゼにもまたKPC型，NDM型，OXA型などがあります。

　まず，KPC型です。この名前は「*Klebsiella pneumoniae* carbapenemase」に由来しており，米国では最も頻回にみられるカルバペネマーゼです。2010年の時点で，KPC型産生菌は36州から同定されています。このカルバペネマーゼは1990年代末にノースカロライナ州で肺炎桿菌から最初に報告されましたが，その後，米国北東部の病院でアウトブレイクが報告されています。現在は欧州，アジア，南米でも増えています。

　NDM型は「New Delhi metallo-β-lactamase」に由来しています。これは2009年12月にインドで入院していたスウェーデンの患者からの肺炎桿菌で検出されました。それ以降，NDM型はインドやパキスタンに旅行して手術を受けた患者で報告され，さらにアジア，欧州，北米，オーストラリアでも症例が報告されるようになりました。

OXA 型は「oxacillin」に由来しています。もともと，オキサシリン（oxacillin）を効率よく分解するために命名されていました。OXA48型はトルコで最初に肺炎桿菌で報告され，それ以降，トルコの病院でアウトブレイクが報告されました。現在，OXA48型は欧州，中東，北アフリカでも報告されています。

　日本では IMP 型メタロ β ラクタマーゼを産生する CRE が1990年代から散見されていますが，KPC 型，NDM 型，OXA48型カルバペネマーゼを産生する CRE は極めて稀です。幸いなことに，日本では CRE が分離される割合が低く，2013年の厚生労働省院内感染対策サーベイランス事業の検査部門の年報によると，メロペネム耐性およびイミペネム耐性は肺炎桿菌ではそれぞれ0.2% および0.1%，大腸菌では0.1% および0.1％となっています。今後，この割合が増加しないように，CRE 対策を強化していく必要があります。

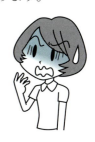

I. CREを知る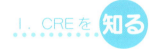

3. CREの検出方法

　感染症法での届出について変更があり，平成26年9月19日より「カルバペネム耐性腸内細菌科細菌感染症」（CRE感染症）が新たに5類全数報告疾患に追加指定されました。そのため，診断後は届出を7日以内におこなう必要があります。届出のために必要な検査所見は下記となります。

- ●通常，無菌の検体（血液，腹水，胸水，髄液など）の場合
- ・メロペネム：MIC値≧2μg/mL，または，感受性ディスク（KB）の阻止円の直径≦22㎜

もしくは，下記のいずれにも該当
- ・イミペネム：MIC値≧2μg/mL，または，感受性ディスク（KB）の阻止円の直径≦22㎜
- ・セフメタゾール：MIC値≧64μg/mL，または，感受性ディスク（KB）の阻止円の直径≦12㎜

- ●通常，無菌ではない検体（喀痰，膿，尿など）の場合
上記に加えて，分離菌が感染症の原因菌と判定されること

感染症法ではCRE感染症を発症した患者を届けるのであって，保菌者を届ける必要はありません。「通常，無菌の検体（血液，腹水，胸水，髄液など）」にてCREが検出された場合にはCREが原因菌であると判断できます。しかし，「通常，無菌ではない検体（喀痰，膿，尿など）」で検出された場合には単なる保菌の可能性があるため，「分離菌が感染症の原因菌と判断されること」という条件が設定されているのです。

届出のために必要な検査所見において，同じカルバペネム系であっても，メロペネムとイミペネムでは取扱い方が異なっています。イミペネムの場合にはセフメタゾール耐性も併用されています。どうしてなのでしょうか？

CREを「カルバペネム耐性腸内細菌科細菌」と文字通り理解すると，耐性機序は関係しないことになります。すると，CREは「カルバペネマーゼ産生」or「ESBL過剰産生＋外膜の変化（ポーリンの減少や欠失）」or「AmpC過剰産生＋外膜の変化（ポーリンの減少や欠失）」の耐性機序を呈する腸内細菌科細菌ということになります。しかし，ESBL産生菌をCREに含める訳にはいきません。ESBL産生菌はセファマイシン系のセフメタゾールには感性を示すので，「セフメタゾール耐性」という条件を加えて報告対象から除外するのです。

また，腸内細菌科細菌であるプロテウス属，プロビデンシア属，モルガネラ・モルガニイでは，イミペネムのほうがメロペネムよりもMIC値が高くなる傾向があります。これらはカルバペネマーゼ

産生以外のメカニズムによってMIC値が上昇しますが，セフェム系（セフメタゾールを含む）で「感性」と判定されます。やはり，このような細菌をCREとして届け出をする訳にはいかないので，「セフメタゾール耐性」という条件を加えて除外します。

すなわち，感染症法で届出されるCREは「カルバペネマーゼ産生腸内細菌科細菌（CPE：Carbapenemase-producing *Enterobacteriaceae*）」もしくは「AmpC型βラクタマーゼ過剰産生＋外膜の変化（ポーリンの減少や欠失）の腸内細菌科細菌」ということになります。

> **ワンポイントアドバイス**
>
> ### ESBL
> ESBL（extended-spectrum β-lactamase：基質特異性拡張型βラクタマーゼ）はセファマイシン系やカルバペネム系を除き，ほとんどのペニシリン系，セファロスポリン系，モノバクタム系（アズトレオナム）に耐性を示すβラクタマーゼです。
>
> ### AmpC型βラクタマーゼ
> AmpC型βラクタマーゼはカルバペネム系には感受性を示すけれども，第3世代セファロスポリン系には耐性を示すβラクタマーゼです。ESBLとの相違はクラブラン酸によって阻害されないことと，セファマイシン系にも耐性を示すことです。

コラム

薬剤感受性検査の判定基準

ここで CLSI が2012年に示したカルバペネム系とセフメタゾールの薬剤感受性検査の判定基準を示します。

薬剤	MIC（μg/mL）		
	感性（S）	中等度耐性（I）	耐性（R）
カルバペネム系			
ドリペネム	≦1	2	≧4
エルタペネム	≦0.5	1	≧2
イミペネム	≦1	2	≧4
メロペネム	≦1	2	≧4
セファマイシン系			
セフメタゾール	≦16	32	≧64

（CLSI：Performance Standards for Antimicrobial Susceptibility Testing;Twenty-Second informational Supplement. http://antimicrobianos.com.ar/ATB/wp-content/uploads/2012/11/M100S22E.pdf より引用改変）

I．CREを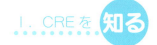

4. リスクファクター

　CREの発症・保菌のリスクファクターで最大のものは何といっても，「CRE患者が滞在している病院や病棟に入院する」ということです。CREはヒトからヒトへ，汚染した環境表面からヒトへ伝播するので，CRE患者が入院している病棟や病院ではCREが伝播する可能性は常にあります。逆に，CRE患者が全くいない状況であればCREに感染することはありません。これは極寒地であってもインフルエンザ患者が存在しないところでは，ヒトにインフルエンザウイルスが伝播することはないのと同じです。CREのアウトブレイクが発生している病院や病棟に入院するということは最大のリスクファクターとなります。

　CRE患者が入院している病院や病棟に入院しているという前提で，さらなるリスクファクターを考えてみましょう。まず，CREの多くが肺炎桿菌や大腸菌であることから，これらの病原体に感染しやすい要件がそのままCREのリスクファクターとなります。肺炎桿菌は，免疫低下患者（糖尿病，アルコール中毒，悪性疾患，肝胆道系疾患，慢性閉塞性肺疾患，腎不全，糖質コルチコイド治療など）

での感染症（肺炎，尿路感染症，菌血症など）の原因菌となっています。したがって，このような患者はCRE患者が入院している病棟では特に気を付ける必要があります。大腸菌は腎尿路系異常（尿路結石，前立腺肥大など）のある

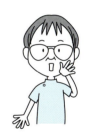

人で尿路感染症や菌血症の原因菌となっています。ヒトは体内に異物が存在すると感染に脆弱になるということから，尿道カテーテル，気管チューブ，血管内カテーテルなどが留置されている状況もまたリスクファクターとなります。

　広域セファロスポリン系やカルバペネム系の使用歴もまたCREの保菌もしくは発症の重要なリスクファクターとなります。ここで興味深いことは，広域セファロスポリン系の投与歴の方がカルバペネム系よりも強いリスクファクターとなっていることです。例えば，KPC型カルバペネマーゼ産生腸内細菌科細菌を持つ91人の患者の研究によると，86％の患者に過去3ヵ月間にセファロスポリン系が使用されたという既往がありましたが，カルバペネム系の投与歴はリスクファクターではあるものの本質的なものではなかったと報告されています。

I. CREを知る

5. CRE 感染症

　CREによる感染症には院内感染肺炎，菌血症，尿路感染症，手術部位感染症などがあります。CREはほとんどの抗菌薬に耐性を示しているので治療に難渋します。特に，菌血症を呈した場合の死亡率は50%となります。

● **院内感染肺炎**

　院内感染肺炎を引き起こす病原体として，肺炎桿菌は比較的多くみられる細菌です。肺炎桿菌による院内感染肺炎の臨床像は一般的な院内感染肺炎やVAPと似ており，発熱，咳嗽，喀痰増加，白血球増加をともなった肺の浸潤影です。**カルバペネム耐性肺炎桿菌（CRKP：carbapenem-resistant *Klebsiella pneumoniae*）**では抗菌薬の選択が限定されているので，治療は困難となります。しかし，喀痰からCRKPが確認されれば必ず抗菌薬治療が必要かというとそうではありません。肺炎の症状のない入院患者の喀痰からCRKPが分離されても，それは単なる保菌であって，感染症を発症していないことがほとんどだからです。

ここで忘れてはならないことは，脆弱な患者が複数の多剤耐性菌を同時に持っていることはよくみられるということです。すなわち，CRKPを保菌している患者はMRSAや緑膿菌も保菌していることがあるのです。したがって，院内感染肺炎が発生した場合，その原因菌はCRKPではなく，MRSAや緑膿菌である可能性も考慮しておかなければなりません。CRKPに気を取られて本当の原因菌の治療がなされないことは避けるべきです。

● 尿路感染症

　大腸菌は腎盂腎炎などの尿路感染症の約80％を引き起こしています。そして，尿路結石や前立腺肥大などの腎尿路系異常が，リスクファクターとなっています。大腸菌よりは頻度は低くなりますが，肺炎桿菌もまた，上部および下部の尿路感染症を引き起こします。実際，膀胱炎および腎盂腎炎の3～4％程度が肺炎桿菌によって引き起こされています。肺炎桿菌による尿路感染症の臨床症状は大腸菌と同じですが，肺炎桿菌は気腫性尿路感染を引き起こすことがあります。これは糖尿病の患者に多くみられ，尿路閉塞が関連していることがあります。カルバペネム耐性の大腸菌や肺炎桿菌による尿路感染症のリスクファクターについても同様に考えることができます。

●菌血症

　肺炎桿菌が菌血症を呈するリスクファクターには固形臓器移植，慢性肝疾患，透析，悪性疾患が挙げられます。胆管系および泌尿生殖器系管が多くみられる初感染部位ですが，30〜47％の症例で初感染巣が同定できません。大腸菌が菌血症を呈する原因となるのは腎盂腎炎が多くみられ，腎尿路系異常がリスクファクターとなります。これらのリスクファクターはCRE（肺炎桿菌，大腸菌）による感染症にも当てはまります。

●手術部位感染症

　手術部位感染症の原因菌には頻度順に黄色ブドウ球菌，コアグラーゼ陰性ブドウ球菌，腸球菌，大腸菌，緑膿菌，エンテロバクター属，肺炎桿菌などがあります。また，手術部位感染症の多い手術には直腸，食道，結腸，肝胆膵の手術が挙げられます。したがって，大腸菌や肺炎桿菌などのCREによる感染症では消化管（直腸や結腸），肝胆膵の手術がリスクファクターとなる可能性があります。

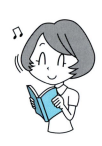

| ターゲット① MDRA | ターゲット② VRE | ターゲット③ PRSP | ターゲット④ CRE |

ターゲット④「CRE」

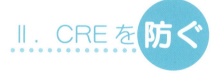

Ⅱ．CREを防ぐ

（1）CREの感染対策

1. 感染経路の遮断方法

　CREは腸内細菌科細菌ということから，ヒトの腸管に住み着きやすい性格であるといえます．実際にはヒトのみではなく，ウシやブタなどの家畜，イヌやネコなどの愛玩動物，鶏や野鳥などのトリの腸管にも生息できるのですが，病院内で動物や家畜を飼育することはないのでCREを保菌もしくは発症したヒトが感染源となります．したがって，CREの患者から同室患者もしくは環境表面への伝播を遮断することが大切です．

　ヒトの糞便に含まれているCREが手指に付着して，周囲の患者や環境表面に伝播していくことがあります．それゆえ，医療従事者の手指衛生を強化するだけでなく，患者および患者家族の手洗いの啓発も必要です．同時に，病室にタオルやハンカチなどを設置しないように指導することが大切です．一般の人々は日常的にタオルやハンカチを利用するという習慣を持っており，それを病室に持ち込むことがあります．これらに付着しているCREによって，手指衛

生をしたあとの手指が再び汚染させることは是非とも避けたいと思います。この場合，ペーパータオルを準備して，それを利用してもらうことになります。

　病室の環境表面が広範に汚染された場合には，その病室に入室する医療従事者や面会者の衣類がCREに汚染する可能性があるので，ガウンや手袋などの個人防護具が必要となります。すなわち，CRE対策としては「手指衛生を含む標準予防策」と「適切な個人防護具を装着する接触予防策」が大切となります。

　インドやパキスタン地域では都市下水や市街地の水たまりや家畜の糞便からCREが検出されていることから，病院ではCRE患者が入院している病室や病棟のトイレおよびその周辺の管理が大切となってきます。すなわち，便座やドアノブなどCREによって汚染する可能性が高い部分の消毒が必要となります。環境消毒は日常的な感染対策では実施しませんが，CREのような耐性菌の場合は例外となり，次亜塩素酸ナトリウム溶液による環境消毒が必要です。トイレ以外にも手洗い場のような水回りの管理も大切です。濡れている部分はCREが長期間生息しやすい環境を与えるからです。常に乾燥させ，やはり次亜塩素酸ナトリウム溶液によって消毒する必要があります。

　CRE感染者は陰部の清潔が大切であることから，常に清潔を保つ必要があります。基本的にはバスルーム付の個室に入院させることが望ましいのですが，共有のバスルームを使用せざるを得ないこともあります。この場合，患者が入浴することによって湯船の水が

CREに汚染して，別の患者がその湯船を利用することでCREが伝播することは避けなければなりません。したがって，シャワーによって体を洗い流すようにします。もし，湯船を利用する場合にはその日の最後に入浴してもらい，入浴後はお湯をすべて流して，風呂場の環境の消毒を実施することになります。

　医療器具（中心静脈カテーテル，気管チューブ，尿道留置カテーテルなど）のような器具は患者に器具関連感染のリスクを与えてしまうので，留置器具の使用を減らすことは感染の機会を減らすために大切なことです。そのような器具の使用について定期的にレビューし，必要かどうかを判断し，もし必要がなくなったら迅速に抜去します。

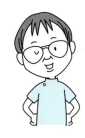

II. CREを防ぐ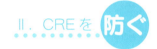

（1）CREの感染対策
2. 標準予防策＋接触予防策

● **急性期病院**

　急性期病院では，CREを保菌・発症している患者は接触予防策にてケアします。入院時にCREの保菌または発症の既往のある患者が同定されれば，接触予防策下におきます。接触予防策は迅速に実施しなければならないので，検査室はCREが検出された場合には感染対策チームに迅速に連絡する必要があります。

　CREについてハイリスクな環境から搬送されてくる患者においてはスクリーニング培養の結果を待っている間に，接触予防策を先制的に実施してもかまいません。例えば，CREがよく検出されている地域の病院から患者を受け取るとか，CRE患者のアウトブレイクがみられている施設から患者が転院してくる場合には，スクリーニング培養の結果が出る前に接触予防策を実施します。

　CREを保菌・発症している患者は個室入院としますが，特に，CREを伝播させやすい患者（便失禁をしている患者，ドレナージが制御されていない創部のある患者など）には個室を優先します。もし，個室が不足しているならば，一緒にコホーティングします。

CRE 患者の接触予防策を終了する時期についての情報は十分ではありません。しかし，CDC の調査によると，CRE が同定された患者での保菌期間は長期（6 ヵ月以上）であることが明らかになっています。

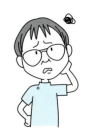

● **長期療養施設**

長期療養施設でも，CRE を発症もしくは保菌している患者には接触予防策が必要です。しかし，急性期病院と長期療養施設では医療環境が異なっているので，現状に合った感染対策に変更することになります。この場合，CRE を他の人や周辺環境に伝播させる危険性の高い CRE 陽性の入居者には接触予防策が必要となります。これには「日常生活において医療従事者に完全に依存している患者」「人工呼吸器下の患者」「便失禁の患者」「ドレナージが制御されていない創部のある患者」などが含まれます。一方，手指衛生が実施でき，便失禁がなく（オムツ使用がなく），日常生活において医療従事者に依存せず，ドレナージが必要な創部のない患者には接触予防策を緩和しても構いません。しかし，このような状況でも標準予防策は必要であり，感染/保菌部位や体液に触れる可能性があるときには手袋やガウンを装着します。

II. CREを防ぐ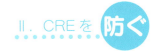

（1）CREの感染対策
3. アウトブレイクを抑制する

　CREの早期検出と接触予防策の徹底によって，CREのアウトブレイクの終息に成功した事例があります。アウトブレイクで問題となるのは，気づかない間にCREが施設内で蔓延していたという状況です。保菌者は何の症状もないので，培養されない限り，CREを保菌していることに気付きません。すなわち，「保菌者が病院内に多数発生していたことに気付かなかった」というようなことはいつでも起こりうることなのです。したがって，自施設にてアウトブレイクが発生しているか否かを確認することがアウトブレイク抑制のための第一歩といえます。CREのアウトブレイクが発生していないことを確認しましょう。

●アウトブレイクの発生の有無の調査
　まず，すべての急性期病院は，自施設で過去に認識されていなかったCREが存在するか否かを確認するために，6～12ヵ月を遡って臨床的培養結果を再調査する必要があります。この調査によって，これまで見落とされていたCREが同定されたら，ハイリスク病棟

（ICU，過去にCRE症例が検出されたことのある病棟，多くの患者が広域抗菌薬に曝露している病棟など）に入院している患者を対象として，CREを見つけ出すための培養を1回実施します。ここでCRE保菌者がさらに同定されれば院内で病原体が伝播している可能性があります。この場合は，新規の保菌または発症の症例が見つけ出されなくなるまで，定期的（毎週など）に培養することになります。一方，CRE患者が検出されなければ，通常の臨床的培養（何らかの症状のある患者を培養する）を継続します。

● CREの培養について

CREの培養には「臨床的培養」と「積極的サーベイランス培養」があります。「臨床的培養」はすでに述べたように，肺炎や菌血症などの症状を呈した患者に対して，原因菌を同定するために実施する培養です。日常診療では「臨床的培養」が実施されています。感染症を疑わせる症状が何もなければ培養しません。すなわち，臨床的培養はCREの全患者の一部を同定するに過ぎないのです。

アウトブレイクでは「認識されていないCRE保菌患者」がCRE伝播の感染源となっているかもしれません。このような患者はCREを持っているにも関わらず，接触予防策にて管理されていないため，病原体を周辺に拡散させている可能性があります。そのような無症状のCRE保菌者を見つけ出すために，「積極的サーベイランス培養」を実施するのです。「積極的サーベイランス培養」は特定の条件を満たせば，症状の有無に関係なく，ことごとく培養する

というものです。この場合，便，直腸，直腸周辺の培養がなされ，ときには創部や尿の培養（尿道カテーテルが存在する場合）がおこなわれます。

　積極的サーベイランス培養は入院時に実施しますが，入院中であれば定期的（毎週など）に実施します。そして，培養が陽性となった患者は保菌者として取り扱われ，接触予防策にて対応することになります。積極的サーベイランス培養は「CREのアウトブレイクが発生している施設」で実施されますが，「CREの発症者や保菌者の入院を経験したことがない，もしくは，ほとんど経験していない施設」においても，CREを施設に持ち込まないための戦略として用いられることがあります。

● クロルヘキシジン清拭

　CREのアウトブレイクは早期発見と接触予防策にて対応することになりますが，なかなか制御できないことがあります。このような場合には様々な感染対策を加えていくことになりますが，その中の一つに「クロルヘキシジン清拭」があります。

　クロルヘキシジン清拭は特定の医療関連感染（菌血症など）を予防したり，ICUにおいて特定の多剤耐性菌の保菌を減らすことに成功しています。CRE対策として用いられることもあり，急性期病院でのアウトブレイク時にCREの頻度を減らすための多面的介入

の一部として利用されています。

　クロルヘキシジン清拭では2％のクロルヘキシジン希釈溶液を浸した使い捨てタオルをハイリスク病棟（ICUなど）の患者の清拭に毎日使用するというものです。クロルヘキシジン清拭は顎より高いレベルや開放創には用いません。クロルヘキシジン清拭を実施するときには，CREの保菌の有無にかかわらず，全患者に実施します。

II. CREを防ぐ

（1）CREの感染対策
4. 看護ケアのポイント

　CREに対する感染対策は形式的なものであってはならず，有効な対策が確実におこなわれなくてはなりません。ここでは看護ケアをおこなうときのポイントを列挙してみました。

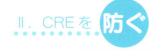

● **手指衛生**
- 手指衛生は最も重要な感染対策です。CREはアルコールによって殺菌されるので，基本的にはアルコール手指消毒が実施されます。手指が患者の糞便などによって汚染された場合には石鹸と流水にて手洗いをすることになります。手指衛生については医療従事者のみならず，患者や面会者も徹底しなければなりません。

- 日常生活において，人々は手洗いのあとにハンカチなどで手に付着している水分を拭き取っています。しかし，ハンカチは複数回用いられているので，何らかの病原体に汚染している可能性があります。したがって，病棟ではハンカチは使用しないように啓発

します。タオルも同様です。病室にタオルを吊るし，それを複数の家族が複数回利用することがあります。このようなことを病室でおこなわれないように教育する必要があります。CRE対策としてはペーパータオルが必須なのです。

- ときどき，外来のトイレなどで手指乾燥機が設置されていることがあります。手指乾燥機の中には構造的に水のたまった部分があります。そのようなところにはCREや緑膿菌が生息していることがあるので，こまめにふき取り，乾燥を保つようにしなければなりません。手指乾燥機によって石鹸と流水で手洗いをした手指が再び汚染することは避けなければなりません。

- 家庭などでは液体石鹸と固形石鹸が用いられています。特に固形石鹸の場合，石鹸の受け皿が濡れたままになっているとCREや緑膿菌に繁殖の場を与えてしまうので，病室には固形石鹸を持ち込まないようにします。液体石鹸については病院で管理しますが，空になったボトルにそのまま液体石鹸を継ぎ足すことはできません。継ぎ足す前にはボトル内を洗浄してから乾燥します。

- **接触予防策**
- 接触予防策はCRE感染対策で必須ですが，これは必ず標準予防策に加えて実施することになります。すなわち，ガウンや手袋のような個人防護具に気を取られて手指消毒がおろそかにならないようにします。

- 患者ケアのあとには個人防護具を取り外しますが，このとき，医療従事者の衣類を汚染しないような手順で取り外す必要があります。そして，取り外したあとの手指消毒を忘れないようにします。

- 接触予防策ではガウンや手袋を装着した医療従事者が入室しますが，そのような対策でケアされる患者は「この感染症は治るのだろうか？　このまま重症となり，死亡するのではないか？」「どうして，自分だけがこのような感染症になったんだろうか？」などと不安になります。精神的な負担によって，夜間などに病室から抜け出してしまうかもしれません。そういったことのないように患者に接触予防策の必要性を十分に説明し，病状や将来的な見通しなどを伝えることによって精神的なサポートをおこないます。

- 接触予防策では，ガウンや手袋などの個人防護具を装着する必要があるのですが，これは煩雑な行為といえます。そのため，医療従事者の病室内に入る頻度が減少したり，ガウンの装着法がおろそかになったりすることがあります。適切なガウンテクニックの遵守率を向上させるためには，医療従事者にも接触予防策の必要性を説明する必要があります。形式的なガウンテクニックは病原体の汚染を引き起こします。

● 環境対策
- 日常的には病室の環境消毒は推奨されません。しかし，CREのような多剤耐性菌を保菌もしくは発症している患者が入室している

			ターゲット④
ターゲット① MDRA	ターゲット② VRE	ターゲット③ PRSP	**CRE**

病室については，次亜塩素酸ナトリウム溶液を用いた環境消毒が必要となります。この場合，糞便等が付着している状況でそのまま次亜塩素酸ナトリウム溶液を用いることは適切ではありません。次亜塩素酸ナトリウム溶液は蛋白によって不活化されるからです。糞便などの汚れは最初に洗浄剤にて除去してから，消毒することになります。

- 環境消毒する場合，壁や天井などすべてを消毒する必要はありません。感染経路になる可能性が高いところを重点的に消毒します。例えば，ドアノブのような「手指の高頻度接触表面」や手洗い場のような水回り，そして，トイレなどです。

- CREは腸内細菌科細菌がカルバペネム系に耐性となったものであることから，トイレの環境対策は重要となります。トイレのドアノブや便座のように患者の糞便が付着する可能性がある部位はこまめに清掃・消毒する必要があります。

- 患者のベッドサイドにポータブルトイレを持ち込むときにも便座および周辺環境の清掃・消毒を徹底します。このような場合，医療従事者は衣類を汚染しないようにガウンや手袋を装着します。

- 患者が便失禁をするとのことでオムツをしている場合のオムツ交換についても適切に対応します。やはり，医療従事者はガウンや手袋を装着し，処置後には個人防護具を適切に取り外し，そして手指消毒は忘れないようにします。

II. CRE を防ぐ

（2）CRE による被害を最小限に抑える
1. CRE と抗菌薬

　CRE による感染症の抗菌薬治療は難渋します。まず，βラクタマーゼ阻害剤はカルバペネマーゼに対して無効です。したがって，ピペラシリン・タゾバクタムやアンピシリン・スルバクタムは CRE の治療薬としては期待できません。また，カルバペネマーゼ産生菌はペニシリン系，セファロスポリン系，カルバペネム系に耐性となるので，抗菌薬を選択する場合は β ラクタム系およびカルバペネム系以外の薬剤から抗菌薬感受性結果を参考にして決定します。アミノグリコシド系やニューキノロン系などの耐性遺伝子もまた CRE でよくみられています。したがって，感受性検査は，コリスチン，アズトレオナム，チゲサイクリン，ホスホマイシン（特に，尿路系分離菌）で実施することになります。

　CRE 感染症の抗菌薬としてはコリスチンとチゲサイクリンがよく用いられますが，尿路感染症の場合はホスホマイシンによる治療が成功することがあります。81件の CRE 感染症の研究によると，60% がホスホマイシンに感受性を示していました。アズトレオナムもまた感受性を示した場合には用いることができるかもしれません。

しかし，重症感染症へのアズトレオナムの臨床経験は十分なものではありません。

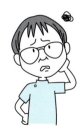

II. CREを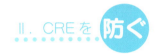

（2）CREによる被害を最小限に抑える

2. CRE感染症の治療

　CREによる重症感染症（菌血症など）は「死亡率が高い」「単剤治療をしている間に耐性が発生する可能性がある」「単剤治療の有効性が確定していない」といったことから，2剤以上の抗菌薬による治療が勧められます。この場合，「コリスチン＋チゲサイクリン」の併用療法が多く，第一選択となっています。重篤もしくは深部感染症（髄膜炎など）の患者では，この併用レジメにカルバペネム系を加えることがあります。

　原因菌がコリスチン耐性の場合にはチゲサイクリンを第二併用薬（カルバペネム系が多い）とともに用います。逆に，原因菌がチゲサイクリン耐性であれば，コリスチンを第二併用薬剤（カルバペネム系もしくはリファンピシン）とともに用いることになります。臨床的エビデンスによって，このような併用療法が死亡率を改善するかもしれないことが示唆されているからです。

　併用療法の有効性についてですが，KPC型カルバペネマーゼ遺伝子がPCR法にて確認された肺炎桿菌による菌血症の125人の患者での研究では，死亡率は42％でした。2剤以上の併用療法を実施す

ると，コリスチン，チゲサイクリン，ゲンタマイシンの単剤治療と比較して，死亡率は低下しました（54% vs 34%）。「コリスチン＋チゲサイクリン」の併用にて治療された患者の死亡率は30%であり，「コリスチン＋チゲサイクリン＋メロペネムの長時間投与（2ｇを3時間以上で8時間毎）」の併用療法は最も低い死亡率（12.5%）を示しました。同様の結果が41人の患者についての別の研究でも観察されており，コリスチンもしくはチゲサイクリンをカルバペネム系と併用すると死亡率は13%となりました（単剤では58%）。その他の研究も併用療法は重症患者の生存率を上げることが示されており，*in vitro* 研究でも併用療法は相乗効果を示しています。しかし，コリスチンやチゲサイクリンに耐性を示すCREの報告もあり，今後の心配事となっています。

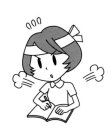

II. CREを防ぐ

CRE感染対策 今後の展望

　多剤耐性菌には様々な細菌がありますが，その中でも特にCREは「悪夢の耐性菌（nightmare bacteria）」と言われています。その理由を下記に挙げてみました。

① CREは患者の移動とともに医療機関内で拡散していきます。このような伝播は1つの医療機関にとどまらず，その地域の他の医療機関に伝播していく可能性があります。ただし，このような伝播は他の多剤耐性菌でも観察されています。

② CREはMRSA，MDRP，MDRA，VREのような日和見病原体とは異なり，抵抗力が保たれている人でも感染症を引き起こすことができます。これまで多剤耐性菌は抵抗力の低下した患者が多数入院している病院内の問題でした。しかし，CREは基礎疾患のない人でも感染症を発症させることができるので，市中でも問題になりうる耐性菌です。

③ CREに有効な抗菌薬がほとんどないことから治療が困難であり，感染症を発症した場合，高い死亡率を示します。

④ CREを保菌している無症状の人がアウトブレイクの感染源にな

ることがあります。

⑤ これまで日本は CRE にあまり汚染されていない国でしたが，今後，KPC 型，OXA48型，NDM 型のようなカルバペネマーゼを産生する CRE が入り込んでくる可能性があります。

今後，CRE に対して有効な抗菌薬の開発の努力がなされるでしょう。しかし，新しい抗菌薬の開発には年月を要します。また，開発されたとしても，それらを利用することによって，いつかは耐性化することでしょう。抗菌薬は使用される限り，耐性から逃れることはできないからです。しかし，耐性菌が発生もしくは蔓延するタイミングを遅らせることはできます。そのためには，「抗菌薬の適正使用（保菌者には抗菌薬を投与しないなど）によって耐性菌を発生させない」「耐性菌が発生したとしても，それが周辺の人々に伝播しないように感染対策をおこなう」といった従来からおこなわれている対策を強化・継続してゆくことが大変重要なのです。

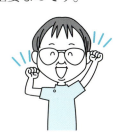

おわりに

　「耐性菌が完全に制御される日はいつだろうか？」と問われたら，「抗菌薬を使用する必要がなくなった日」と答えたいと思います．逆に言えば，「抗菌薬が使用される限り，耐性菌からは逃れられない」ということになります．微生物の多様性と適応能力を考えると，耐性菌の問題を克服した抗菌薬が開発されることは不可能ではないかと思えてしまいます．

　そうは言っても，抗菌薬を使用せざるを得ない感染症の患者がいるわけなので，耐性菌の呪縛から逃れることはできません．やはり，抗菌薬を使用しているときには，「この抗菌薬を使用し続けていると，必ず，耐性菌が増殖してくるであろう」ということを念頭に置かなければなりません．

　耐性菌が増殖する前に抗菌薬を打ち切ってしまえば，個々の患者での耐性菌の問題についてはとりあえず回避できるかもしれません．しかし，抗菌薬治療を集団で考えた場合，特定の医療機関にて特定の抗菌薬が使用されつづければ，患者は入れ替わったとしても，抗菌薬による圧力は続いていることになり，集団としての耐性菌の問題が出てきます．

　耐性菌が次々と誕生しているにもかかわらず，抗菌薬の近年の開発のスピードは遅くなっています．このままでは有効な抗菌薬が全くない多剤耐性菌によって多くの犠牲者が出てしまうかもしれませ

ん。現在，我々ができることは「耐性菌が発生することを十分に覚悟しながら抗菌薬を使用する」という原則に立ち，「耐性菌が発生する時期を可能な限り遅らせる」「耐性菌が発生したとしても，それが拡散するスピードを可能な限り遅くする」といった対策を同時に実施することになります。耐性菌が発生する時期を可能な限り遅らせるためには，不要な抗菌薬は使用しないことと，使用したとしても投与期間を最小限にすることが挙げられます。耐性菌が拡散するスピードを可能な限り遅くするためには，手指衛生などの感染対策を徹底して，病原体が患者から患者に伝播しないようにします。

今回，MDRA，VRE，PRSP，CRE について解説しました。しかし，耐性菌はこれだけではありません。これから新しい耐性菌が発生する可能性は十分にあります。このような耐性菌に対応するためには，耐性菌についての知識を十分に持ち，感染対策を実施しながら，抗菌薬の適正使用に努めることが大切です。そして，それらを病院内のみで実施するのではなく，一般市民も啓発して，協力してもらうことが耐性菌対策として極めて重要と考えます。

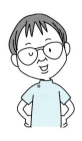

参考文献

1) 吉田眞一ほか：戸田新細菌学　改訂34版，南山堂，東京，2013
2) 岡田　淳ほか：臨床検査学講座　第3版　微生物学／臨床微生物学，医歯薬出版，東京，2010
3) 日本感染症学会　編：感染症専門医テキスト　第Ⅰ部解説編，南江堂，東京，2011
4) 矢野邦夫　編：改訂2版　エビデンスに基づいた抗菌薬適正使用マニュアル，メディカ出版，大阪，2011
5) 矢野邦夫：感染制御INDEX 100の原則，ヴァンメディカル，東京，2011
6) 堀井俊伸，矢野邦夫：ここがポイント！　抗菌薬耐性を攻略する抗菌薬の選び方・使い方，文光堂，東京，2012
7) 堀井俊伸，矢野邦夫　編：ここがポイント　抗菌薬療法ガイド，日本医学館，東京，2007
8) 矢野邦夫：知って防ぐ！耐性菌　ESBL産生菌・MRSA・MDRP，ヴァンメディカル，東京，2014
9) 厚生労働省：感染症法に基づく医師の届出のお願い．http://www.mhlw.go.jp/bunya/kenkou/kekkaku-kansenshou11/01.html
10) 厚生労働省院内感染対策サーベイランス事業：院内感染対策サーベイランス事業実施要綱．http://www.nih-janis.jp/about/imple_guideline.html
11) 薬剤耐性菌研究会（群馬大学大学院医学系研究科附属薬剤耐性菌実験施設）：耐性菌Q&A．http://yakutai.dept.med.gunma-u.ac.jp/society/QandA.html
12) Magiorakos AP et al：Multidrug-resistant, extensively drug-resistant and pandrug-resistant bacteria：an international expert proposal for interim standard definitions for acquired resistance. Clin Microbiol

Infect 18：268-281, 2012
13) CDC：Recommendations for preventing the spread of vancomycin resistance. http://www.cdc.gov/mmwr/PDF/rr/rr4412.pdf
14) Siegel JD et al：Management of multidrug-resistant organisms in healthcare settings, 2006. http://www.cdc.gov/hicpac/pdf/guidelines/MDROGuideline2006.pdf
15) Tomczyk S et al：Use of 13-valent pneumococcal conjugate vaccine and 23-valent pneumococcal polysaccharide vaccine among adults aged ≥65 Years: Recommendations of the Advisory Committee on Immunization Practices (ACIP). http://www.cdc.gov/mmwr/preview/mmwrhtml/mm6337a4.htm
16) CDC：Guidance for Control of Infections with Carbapenem-Resistant or Carbapenemase-Producing *Enterobacteriaceae* in Acute Care Facilities. http://www.cdc.gov/mmwr/preview/mmwrhtml/mm5810a4.htm
17) CLSI：Performance Standards for Antimicrobial Susceptibility Testing;Twenty-Second informational Supplement. http://antimicrobianos.com.ar/ATB/wp-content/uploads/2012/11/M100S22E.pdf
18) Muto CA et al：SHEA Guideline for preventing nosocomial transmission of multidrug-resistant strains of *Staphylococcus aureus* and *Enterococcus*. Infect Control Hosp Epidemiol 24：362-386, 2003

索引

あ

アウトブレイク　　10，15，20，21，30，36，37，39，40，41，42，53，62，65，73，75，76，77，78，79，115，116，117，134，135，140，148，150，151，152，162
アシネトバクター・カルコアセチカス　　14，15
アシネトバクター属　　14，15，19，23，24，29，46，53
アシネトバクター・バウマニ　　14，15，16，17，18，19，20，21，22，23，29，30，31，32，37，93
アシネトバクター・ルオフィイ　　14
アズトレオナム　　138，158，159
アボパルシン　　59
アミカシン　　22，24
アミノグリコシド系　　24，57，84，88，132，158
アミノグリコシド修飾不活化酵素　　18
アモキシシリン　　121
アルコール　　34，80，82，154
アルコール手指消毒　　43，154
アルコール手指消毒薬　　43，70，81
アルコール中毒　　20，104，140
アンピシリン　　84，87，88
アンピシリン・スルバクタム　　24，87，158
アンピシリン耐性　　87

い

イミペネム　　9，20，22，23，24，136，137，139
イミペネム耐性　　135
イムノクラマト法　　107
医療関連感染　　152
院内感染　　10，19，20，21，32，35，42，43，59，67，132
院内感染髄膜炎　　30
院内感染肺炎　　21，29，142，143
インフルエンザ　　39，104，140
インフルエンザウイルス　　104，140
インフルエンザ菌　　107，108

え

エアロゾル　　98
エイズ　　69
壊死性肺炎　　108
エルタペネム　　139
エンテロコッカス・フェカーリス　　57，58，59，62，68，84，86，87
エンテロコッカス・フェシウム　　57，58，59，60，62，84，86，88
エンテロバクター属　　144

お

黄色ブドウ球菌　　23，144
横紋筋融解症　　85
オキサシリン　　135
汚染菌　　30
オプソニン作用　　98
オフロキサシン　　117

か

外膜透過孔（ポーリン）　16，17，137，138
ガウンテクニック　156
喀痰培養　25，77，109
鎌状赤血球症　105
カルバペネマーゼ　9，10，132，133，134，135，137，158，163
カルバペネマーゼ産生菌　158
カルバペネム系　9，10，16，23，24，27，34，48，121，130，132，137，138，139，141，157，158，160，161
カルバペネム耐性　143
癌　20，64
環境汚染　20，65
環境消毒　82，146，156，157
環境対策　40，71，81，156，157
環境表面　10，19，25，33，34，37，40，44，63，65，70，71，81，82，140，145，146
感受性検査　62，158
感受性ディスク（KB）　22，136
関節炎　110
感染経路　25，70，71，77，157
感染症法　12，61，107，136，137
感染対策チーム　148

き

気管チューブ　45，141，147
気管内カフ　45
気腫性尿路感染　143

キヌプリスチン・ダルホプリスチン合剤　84，86，88，89
キノロン系　18
急性期病院　65，148，149，150，152
急性中耳炎　93，100，107，108，112，114，119，123
急性鼻副鼻腔炎　93，100，107，108，114，123
救命救急センター　21
莢膜　95，96，97，98
胸膜炎性胸痛　108
莢膜性病原体　105
莢膜多糖体　95，117
莢膜多糖体遺伝子　98
莢膜多糖体抗原　125
菌血症　20，26，28，30，31，39，46，47，49，67，68，69，75，86，93，102，107，109，110，119，123，124，132，141，142，144，151，152，160

く

クラブラン酸　138
グラム陰性桿菌　47，68，86，131
グラム染色　102
グラム陽性球菌　47，57，86，95，132
クレブシエラ属　29，132
クローン　62
クロラムフェニコール　18
クロルヘキシジン希釈溶液　153
クロルヘキシジン清拭　152，153

け

血液癌　69
血液培養　30，68，69，77，124
血管内カテーテル　30，49，68，141
血管内留置カテーテル関連血流感染　42
血清型　11，12，95，96，97，98，99，108，109，116，125
血清 CPK　85
血中濃度　47，49，86
嫌気性菌　47，64，69，86
ゲンタマイシン　24，87，88，161
原発性免疫不全症候群　106

こ

コアグラーゼ陰性ブドウ球菌　69，144
広域抗菌薬　31，47，63，86，132，151
好気性菌　69
高ビリルビン血症　86
呼吸器ウイルス感染症　104
呼吸器感染症　103，132
国際流行株　52
個人防護具　37，44，81，119，146，155，156
コホーティング　76，78，79，120，148
コリスチン　24，28，46，47，48，49，50，51，52，158，160，161
コリスチン耐性　47，160
コリスチン耐性株　47
5類全数報告疾患　12，22，61，107，136
5類定点報告疾患　12，22

混合感染　67

さ

細菌性髄膜炎　31，110
細胞壁合成酵素　94
サーベイランス　40，41，42
サラセミア　105
サルモネラ属　23，132

し

次亜塩素酸ナトリウム溶液　43，82，146，157
シゲラ属　23
自己融解酵素　98
自然耐性　62
市中感染　20，32
市中感染肺炎　20，109
シプロフロキサシン　22，23，24
手指衛生　33，35，40，43，70，72，79，80，89，111，112，113，114，145，146，149，154
手指乾燥機　155
手指消毒　81，116，155，156，157
手指の高頻度接触表面　33，81，157
手術部位感染　42
手術部位感染症　132，142，144
常在菌　57，62
消毒薬耐性菌　34
褥瘡　65
腎盂腎炎　67，77，143，144
腎機能障害　46
人工呼吸　29
人工呼吸器　14，21，26，27，29，

31, 45, 149
人工呼吸器管理　39, 44
人工心臓弁　68
腎周囲膿瘍　67
侵襲性感染症　116
侵襲性肺炎球菌感染症　11, 12, 97, 104, 105, 106, 107, 109, 112, 117, 119, 123, 124, 126
心内膜炎　67, 68, 69, 110, 124
腎尿路系異常　141, 143, 144
深部感染症　160
腎不全　85, 140

す

髄腔内カテーテル　69
髄膜炎　30, 31, 32, 46, 67, 69, 93, 100, 101, 102, 107, 110, 119, 121, 122, 124, 160
スクリーニング培養　75, 148

せ

正常腸管細菌叢　63
咳チケット　111, 112, 114, 116, 120
積極的サーベイランス培養　76, 77, 78, 151, 152
接触予防策　37, 38, 40, 73, 74, 76, 77, 81, 146, 148, 149, 150, 151, 152, 155, 156
セファマイシン系　137, 138, 139
セファロスポリン系　16, 24, 63, 121, 138, 141, 158
セフェピム　24
セフェム系　138

セフォタキシム　24
セフタジジム　24, 63
セフトリアキソン　24, 121, 122, 123, 124
セフメタゾール　136, 137, 138, 139
セフメタゾール耐性　137, 138
セフロキシム　121
セラチア属　132
セロトニン作動薬　85
セロトニン症候群　85
選択的セロトニン再取り込み阻害薬　85
前立腺炎　67
前立腺肥大　141, 143

そ

早期発症型肺炎　29

た

耐性遺伝子　158
耐性株　10
耐性機序　15, 16, 17, 137
耐性メカニズム　22
大腸菌　46, 132, 133, 135, 140, 141, 143, 144
多剤耐性株　20, 117
多発性骨髄腫　106
ダプトマイシン　84, 85, 88, 89

ち

チカルシリン・クラブラン酸　24
チゲサイクリン　28, 46, 47, 49, 51, 52, 84, 86, 88, 89, 158, 160, 161

チゲサイクリン耐性　160
中心静脈カテーテル　26，27，31，86，147
腸球菌　57，59，62，67，69，132，144
腸球菌属　23
長期療養施設　26，41，63，65，103，149
腸内細菌　131
腸内細菌科細菌　9，23，131，132，133，137，138，145，157

つ
通性嫌気性菌　131

て
手洗い　43，74，145，154
デイケア　103
テトラサイクリン　24
テトラサイクリン系　18，24，121
デブリドメン　32，50

と
糖質コルチコイド治療　140
糖尿病　20，26，140，143
ドキシサイクリン　24，88
トブラマイシン　24
ドリペネム　24，139
ドレナージ　45，148，149

な
ナーシングホーム　103
軟部組織　21，50

に
二次性肺炎球菌性肺炎　104
ニューキノロン系　158
尿道カテーテル　32，50，141，152
尿道留置カテーテル　67，147
尿道留置カテーテル関連尿路感染　42
尿培養　77
尿路感染症　32，67，68，132，141，142，143，158
尿路結石　141，143
尿路閉塞　143

ね
ネチルマイシン　24

の
膿胸　108，109
脳室炎　50
脳室内カテーテル　69
膿尿　77
ノロウイルス胃腸炎　39

は
肺炎　25，26，29，39，46，49，75，76，93，101，102，107，108，110，111，114，119，120，122，123，141，142，151
肺炎桿菌　46，132，133，134，135，140，142，143，144，160
肺炎球菌　12，29，92，93，94，95，96，98，99，100，101，102，103，104，105，107，108，109，110，

111, 112, 113, 114, 116, 117, 119, 120, 122, 123, 124, 125, 126, 127
肺炎球菌感染症　11, 96, 97, 99, 100, 103, 104, 105, 106, 111, 112, 116, 119
肺炎球菌結合型ワクチン　11, 112, 113, 117, 125
肺炎球菌抗原　107
肺炎球菌性髄膜炎　110, 125
肺炎球菌性肺炎　105, 108, 109, 110, 121, 123
肺炎球菌ワクチン　11, 96, 97, 98, 105, 106, 116, 117, 125, 127
肺炎随伴性胸水　108
バイオフィルム　47
敗血症　30, 68
敗血症性ショック　26, 28, 29, 30, 68
排出ポンプ　16, 17
バイトブロック　21
ハイリスク病棟　150, 153
バクテロイデス属　131, 132
針刺し　42
パルスフィールドゲル電気泳動法　62, 78
晩期発症型肺炎　29
バンコマイシン　57, 59, 61, 62, 63, 122, 123, 124
バンコマイシン耐性　57, 59, 62
バンコマイシン耐性遺伝子　62

ひ

鼻咽頭　93, 96, 98, 117, 119
非オプソニン化粒子　105
脾機能低下症　105
非複雑性膀胱炎　67
ピペラシリン・タゾバクタム　24, 158
飛沫予防策　114, 115, 120
標準予防策　11, 35, 36, 40, 73, 76, 77, 89, 90, 114, 115, 116, 119, 146, 149, 155
表面蛋白抗原　125
日和見病原体　10, 18, 35, 39, 93, 162

ふ

ファロペネム　123
副鼻腔炎　108
ブースター効果　117
ブドウ糖　131
フルオロキノロン系　23, 24, 27, 121, 132
プロテウス属　132, 137
プロビデンシア属　137
プロモーター　16

へ

併用療法　124, 160, 161
ペースメーカー　69
ペニシリン系　34, 87, 93, 94, 95, 100, 101, 121, 122, 124, 138, 158
ペニシリン系 / βラクタマーゼ阻害剤　24

ベンシルペニシリン　100, 101, 102
偏性嫌気性菌　131, 132
扁桃炎　75

ほ

蜂窩織炎　32
膀胱炎　143
保菌圧　63, 64, 66
ホスホマイシン　158
ポビドンヨード　34, 43
ホームレスシェルター　103
ポリミキシン系　24
ポリミキシンB　24

ま

マクロファージ　98
マクロライド系　121, 123
慢性移植片対宿主病　106
慢性閉塞性肺疾患　20, 105, 140

み

ミオパシー　85, 86
ミノサイクリン　24, 88

む

無菌性化学性髄膜炎　50
無毒性変異ジフテリア毒素　117
無脾症　110

め

メトトレキサート　31
メモリーB細胞　117

メロペネム　9, 24, 136, 137, 139, 161
メロペネム耐性　135
免疫不全　31, 106, 109

も

毛包炎　32
モノアミン酸化酵素　85
モノバクタム系　138
モラクセラ・カタラーリス　107, 108
モルガネラ・モルガニイ　137

や

薬剤感受性検査　10, 139
薬剤耐性アシネトバクター感染症　12, 22

よ

葉酸合成拮抗薬　24
腰椎穿刺　31

ら

ラテックス法　107

り

リネゾリド　84, 85, 88, 89
リファンピシン　48, 88, 117, 160
緑膿菌　19, 23, 29, 46, 47, 86, 93, 132, 143, 144, 155

れ

レボフロキサシン　24

A

ACIP（米国予防接種諮問委員会）
127
AmpC 遺伝子　16
AmpC 型 β ラクタマーゼ（AmpC）
16, 137, 138

B

β ラクタマーゼ　16, 87, 138
β ラクタマーゼ阻害剤　158
β ラクタム系　17, 18, 27, 57, 84, 94, 98, 123, 158

C

CDC（米国疾病管理予防センター）　9, 23, 34, 149
CDC ガイドライン　74
CLSI（米国臨床検査標準委員会）
101, 139
CPE（カルバペネマーゼ産生腸内細菌科細菌）　138
CRE 感染症　12, 136, 137, 158
CRKP（カルバペネム耐性肺炎桿菌）
142, 143

E

ESBL　137, 138
ESBL 産生菌　137

H

HIV　106

I

ICU（集中治療室）　20, 21, 26, 29, 31, 32, 39, 59, 63, 64, 71, 89, 151, 152, 153
IPM 型メタロ β ラクタマーゼ　135

K

KPC 型　9, 10, 132, 133, 134, 135, 163
KPC 型カルバペネマーゼ遺伝子　160
KPC 型カルバペネマーゼ産生腸内細菌科細菌　141

M

MDR（多剤耐性）　23, 24
MDRA 感染症　39, 48, 49, 50
MDRA 菌血症　49
MDRA 髄膜炎　50
MDRA 肺炎　49
MDRP（多剤耐性緑膿菌）　16, 36, 37, 46, 47, 115, 133, 162
MIC　62, 101, 121, 122, 139
MIC 値　22, 61, 101, 102, 136, 137, 138
MRSA　27, 36, 66, 133, 143, 162

N

NDM 型　9, 10, 132, 133, 134, 135, 163

O

OXA 型　134, 135

OXA48型　9, 10, 132, 133, 135, 163

P
PBP（ペニシリン結合蛋白）　94, 95, 98
PCR法　107, 160
PCV7（7価肺炎球菌ワクチン）　97
PCV13（13価肺炎球菌結合型ワクチン）　116, 117, 126, 127
PDR（汎薬剤耐性）　23, 24
PISP（ペニシリン低感受性肺炎球菌）　93, 100, 101, 124
PPSV23（23価肺炎球菌莢膜多糖体ワクチン）　116, 117, 126, 127
PSSP（ペニシリン感受性肺炎球菌）　93, 100, 101, 102, 124

R
RSウイルス　104

S
SLE（全身性エリテマトーデス）　106
ST合剤　24, 121

T
T細胞依存性抗原　117

V
VAP（人工呼吸器関連肺炎）　28, 29, 42, 44, 52, 142
VRE感染症　59, 61, 87, 88, 89, 90

X
XDR（超多剤耐性）　23, 24

著者略歴

矢野邦夫

浜松医療センター 副院長 兼 感染症内科長 兼 衛生管理室長

〈略歴〉

1981年3月　名古屋大学医学部卒業
1981年4月　名古屋掖済会病院
1987年7月　名古屋第二赤十字病院
1988年7月　名古屋大学　第一内科
1989年12月　米国フレッドハッチンソン癌研究所
1993年4月　浜松医療センター
1996年7月　米国ワシントン州立大学感染症科　エイズ臨床短期留学
　　　　　　米国エイズトレーニングセンター臨床研修終了
1997年4月　浜松医療センター　感染症内科長（現職）
1997年7月　同上　衛生管理室長（現職）
2008年7月　同上　副院長（現職）

・医学博士　浜松医科大学　臨床教授
・インフェクションコントロールドクター　感染症専門医
　日本エイズ学会認定医・指導医
　血液専門医　日本輸血学会認定医　日本内科学会認定医
・日本感染症学会，日本環境感染学会　評議員
・日本エイズ学会，日本臨床微生物学会　会員

〈著書〉

知って防ぐ！耐性菌　ESBL産生菌・MRSA・MDRP（ヴァンメディカル），感染制御INDEX 100の原則（ヴァンメディカル），感染制御の授業　30日間基本マスター（ヴァンメディカル），ねころんで読めるCDCガイドライン（メディカ出版），ねころんで読める抗菌薬（メディカ出版），エビデンスに基づく院内感染対策のための現在の常識（永井書店），HIVマニュアル（日本医学館）など多数

知って防ぐ！耐性菌2
MDRA・VRE・PRSP・CRE   定価（本体2,200円＋税）

2015年2月10日　初版発行
2018年9月15日　第2刷発行   著　者　矢野邦夫
                                              発行者　伊藤秀夫

発行所　　株式会社 ヴァンメディカル
　　　　　〒101-0051　東京都千代田区神田神保町2-40-7 友輪ビル
　　　　　　　　　　　　TEL 03-5276-6521　FAX 03-5276-6525
　　　　　　　　　　　　振替　00190-2-170643

© Kunio Yano 2015 Printed in Japan   印刷・製本　亜細亜印刷株式会社
ISBN978-4-86092-117-0 C3047   乱丁・落丁の場合はおとりかえします。

・本書に掲載する著作物の複製権・翻訳権・上映権・譲渡権・公衆送信権（送信可能化権を含む）は株式会社 ヴァン メディカルが保有します。
・ JCOPY ＜（社）出版者著作権管理機構　委託出版物＞
・本書の無断複製は著作権法上での例外を除き禁じられています。複製される場合は、そのつど事前に、（社）出版者著作権管理機構（電話 03-3513-6969，FAX 03-3513-6979，e-mail：info@jcopy.or.jp）の許諾を得てください。

「知って防ぐ！耐性菌」シリーズ　好評第1弾

知って防ぐ！耐性菌 ESBL産生菌・MRSA・MDRP

2014年2月刊行

浜松医療センター 副院長
兼 感染症内科長
兼 衛生管理室長

矢野邦夫 著

- ◆ 耐性菌の蔓延・曝露を防ぐには，まず相手を知ることが重要です。
- ◆ 現在臨床現場で問題となっている主な耐性菌3つを取り上げ，感染対策マスターの著者が，これまで集積してきた知識を噛み砕いて，耐性菌の特性から治療法・感染対策の具体策・看護ケアのポイントまでわかりやすく解説します。
- ◆ 患者さんに接する機会が最も多い，看護師の方必携の一冊です。

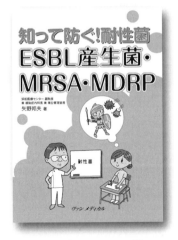

定価：本体 1,800円＋税
装丁：A5判，132頁，本文2色
送料：実費
ISBN：978-4-86092-112-5

本書の主な内容

○耐性菌の現在の動向

ターゲット①　「ESBL産生菌」
Ⅰ. ESBL産生菌を"知る"
Ⅱ. ESBL産生菌を"防ぐ"
　(1) ESBL産生菌の感染対策
　(2) ESBL産生菌による被害を最小限に抑える
　○ESBL産生菌感染対策　今後の展望

ターゲット②　「MRSA」
Ⅰ. MRSAを"知る"
Ⅱ. MRSAを"防ぐ"
　(1) MRSAの感染対策
　(2) MRSAによる被害を最小限に抑える
　○市中感染型MRSAの問題点
　○MRSA感染対策　今後の展望

ターゲット③　「MDRP」
Ⅰ. MDRPを"知る"
Ⅱ. MDRPを"防ぐ"
　(1) MDRPの感染対策
　(2) MDRPによる被害を最小限に抑える
　○MDRP感染対策　今後の展望

株式会社 ヴァン メディカル　〒101-0051　東京都千代田区神田神保町2-40-7　友輪ビル
TEL：03-5276-6521　FAX：03-5276-6525　http://www.vanmedical.co.jp